O QUE OS PAIS DO SÉCULO XXI PRECISAM SABER

Debra W. Haffner

O QUE OS PAIS DO SÉCULO XXI PRECISAM SABER

Enfrentando os novos desafios com sabedoria e amor

Tradução
Vera Caputo

Título original: *What every 21st-century parent needs to know*
Copyright © 2008 by Debra W. Haffner

Todos os direitos reservados. Nenhuma parte desta obra pode ser reproduzida, ou transmitida por qualquer forma ou meio eletrônico ou mecânico, inclusive fotocópia, gravação ou sistema de armazenagem e recuperação de informação, sem a permissão escrita do editor.

Direção editorial
Soraia Luana Reis

Editora
Luciana Paixão

Editora assistente
Valéria Sanalios

Assistência editorial
Elisa Martins

Revisão
Naiara Raggiotti

Criação e produção gráfica
Thiago Sousa

Assistente de criação
Marcos Gubiotti

Ilustração de capa
Daniel Kondo

CIP-Brasil. Catalogação-na-fonte
Sindicato Nacional dos Editores de Livros, RJ

H16q	Haffner, Debra
	O que os pais do século XXI precisam saber / Debra W. Haffner; tradução Vera Caputo. - São Paulo: Prumo, 2008.

Tradução de: What every 21st-century parent needs to know

ISBN 978-85-61618-29-2

1. Responsabilidade dos pais. 2. Pais e filhos. 3. Educação de crianças. I. Título.

	CDD: 649.1
08-2341.	CDU: 649.1

Direitos de edição para o Brasil:
Editora Prumo Ltda.
Rua Júlio Diniz, 56 – 5º andar – São Paulo/SP – Cep: 04547-090
Tel: (11) 3729-0244 – Fax: (11) 3045-4100
E-mail: contato@editoraprumo.com.br/www.editoraprumo.com.br

A Cynthia Baber, Rosella Fanelli, Barbara Fast, Ledell Mulvaney, Barbara Levi-Berliner, Tess O'Brien e Jodi Wallace, que caminham ao meu lado na vida e na criação dos filhos.

SUMÁRIO

Agradecimentos 9

Introdução
É mais difícil criar filhos hoje em dia? 13

Capítulo 1
Novos desafios e novas soluções 23

Capítulo 2
Paternidade Afirmativa 36

Capítulo 3
Corpo e mente: como criar filhos saudáveis 60

Capítulo 4
O mito da geração superocupada e superestressada 85

Capítulo 5
Crie filhos emocionalmente saudáveis: conheça-os 102

Capítulo 6
Crie filhos sexualmente saudáveis: informe-se 117

Capítulo 7
Tristes notícias: álcool, drogas e educar filhos responsáveis 146

Capítulo 8
Verdades e mentiras sobre rapto e abuso sexual 169

Capítulo 9
Louco por tevê, louco por mouse:
navegando pelo mundo da eletrônica 185

Capítulo 10
Criando um Mensch: a importância da ética
e da espiritualidade para as nossas crianças 209

Palavras finais
Nossos filhos são a nossa maior bênção 228

Agradecimentos

Escrever é um ato solitário, ao contrário da vida. Tenho a sorte de contar com uma família que me ama e um amplo círculo de amigos e colegas inteligentes e prestativos. Senti a presença deles o tempo todo ao meu lado enquanto trabalhei neste livro. Muitos deles ofereceram informações, indicações, entrevistas e idéias. Em ordem alfabética, sou grata à Dra. Andrea G. Barthwell, ao Dr. Jonathan Fast, a Marc Fernandes, ao Dr. Bill Finger, à Dra. Susan Finkelstein, ao Dr. Merle Hamburger, ao Dr. David Hanson, à Dra. Sandra Hofferth, ao Dr. Michael Males e ao Dr. Bob Selverstone, que me cederam seu tempo e seus conhecimentos em longas entrevistas. Agradeço especialmente a Barbara Levi-Berliner por compartilhar comigo informações fundamentadas em trinta anos de trabalho social com pais e filhos.

Duas pessoas merecem menção especial: Dra. Kate Ott e Alison Boyle. Ambas me ajudaram a localizar pesquisas, artigos, arquivos em PDF e autores, e prepararam listas de referência. Alison, recémgraduada pelo Boston College, forneceu a primeira versão do Apêndice da versão original. Minha sobrinha Emily Wallace, caloura do Manhattanville College, checou as referências e as fontes.

Vários colegas se ofereceram para ler as versões iniciais deste livro e fizeram comentários baseados em suas respectivas especialidades. Foram muito úteis as revisões feitas por Kathleen Baldwin, Consuelo Bonillas, Rev. Steve Capp, Dr. Merle Hamburger, Lis Maurer, Susan Milstein e Danene Sorace. Devo a eles grande parte deste livro; as falhas, claro, são todas minhas.

Escrever enquanto cuidava da casa e dos filhos, trabalhando em tempo integral no Instituto Religioso sobre Moralidade, Justiça e Adequação Sexual, foi muitas vezes extenuante, para dizer o mínimo. Os momentos mais produtivos foram os que eu me afastei das atividades domésticas. Sou grata a meu marido Ralph Tartaglione por ter coberto minhas ausências e às pessoas que generosamente cederam suas casas para que eu pudesse escrever: minha cunhada Pat Grande; meus amigos de Boston e Maine, Ellen Remmer e Chris Fox; Kathryn Booth e Joan Grant de Seal Cove, Acádia, no Maine: Jane Fonda no Novo México; e Esther Margolis e Stan Fisher em Amagansett.

Esther Margolis, presidente da Newmarket Press, foi mais do que editora; foi uma amiga. Ela não só me cedeu a casa nos fins de semana, como foi a grande incentivadora deste e de dois outros livros anteriores que escrevi para os pais. Meus amigos autores reclamam de seus editores; eu sempre me senti apoiada e incentivada por Esther e por todo o pessoal da Newmarket, a quem sou profundamente grata.

Susan Hans O'Connor acompanhou o livro ao longo do processo de edição. Foi uma editora atenta, gentil e animadora, e contribuiu mais do que eu poderia imaginar para a versão final. Foi um prazer trabalhar com ela.

Grande parte deste livro baseou-se em pesquisas sobre a saúde física e mental da criança e do adolescente. Quero agradecer profundamente à ajuda, à dedicação e ao conhecimento do pessoal dos U.S Centers for Disease Control que compilaram o Estudo sobre Comportamento de Risco entre os Jovens, dos últimos quinze anos, às pessoas da Universidade do Michigan que por trinta anos realizaram o estudo Monitorando o Futuro, ao Search Institute pelo trabalho com questões de desenvolvimento e espiritualidade, e ao Guttmacher Institute pelas inúmeras pesquisas sobre sexualidade e saúde reprodutiva. Pesquisadores, assistentes, analistas de dados e secretárias que há anos estudam o comportamento de crianças e jovens são verdadeiros heróis. Também agradeço aos criadores do Google

Scholar; meus primeiros livros me levaram vezes incontáveis às bibliotecas, mas o Google Scholar permite o meu acesso às melhores pesquisas publicadas, onde quer que elas estejam.

Sou extremamente grata a todos os pais que relataram suas histórias pessoais, problemas e opiniões. São amigos, congregados da Unitarian Church de Westport e colegas de todo o país. Entre eles havia também pessoas estranhas cuja vida muitas vezes observei inadvertidamente e relatei neste livro. Para protegê-los, eu os mantive no anonimato e mudei alguns detalhes das histórias para que não fossem reconhecidos.

Foram importantes também as pessoas que fazem parte da minha vida e me ajudam a ser uma mãe melhor. Não é fácil criar filhos. Mulheres mais jovens perguntam como consegui criar dois e ter uma carreira bem-sucedida como advogada, autora e, hoje, reverenda. E respondo: "Casei com o homem certo". Ralph Tartaglione é meu parceiro há quase 30 anos e meu marido há 25; não tenho palavras para agradecê-lo.

Dedico este livro aos meus grupos de mulheres, antigos e atuais, com os quais me reúno mensalmente desde 1991; partilhamos as fases da maternidade, os sucessos e fracassos – não posso imaginar a minha vida sem eles. Talvez, algumas vezes, não concordem com tudo o que escrevi neste livro, mas celebrarão comigo o fato de tê-lo publicado.

E, por fim, agradeço a meus filhos Alyssa Haffner Tartaglione e Gregory Joseph Haffner Tartaglione por me ensinarem a ser uma mãe melhor. Eles permitiram gentilmente que eu contasse suas histórias, neste e em livros anteriores, embora pudessem vetá-las se quisessem. Tanto ela quanto ele disseram que às vezes se sentiram estudos de caso das minhas teorias e não sabiam o que era mais difícil: ser filhos de uma educadora sexual ou de uma "pregadora". Sei que não é fácil ter uma mãe ocupada como eu. Meus filhos são os meus melhores mestres e o sentido de minha vida.

Introdução

É MAIS DIFÍCIL CRIAR FILHOS HOJE EM DIA?

Duzentas pessoas lotam o auditório da escola. São os pais de crianças de 2 a 17 anos de idade. Como tenho feito há sete anos em viagens pelos EUA conversando com grupos de pais, comecei com a pergunta: "É mais difícil criar filhos hoje em dia?" Quase todos ergueram as mãos. Então perguntei por quê. Foi uma gritaria: "As drogas. Álcool. Crianças rebeldes. Ficar. Aids. Violência na escola. Internet. MySpace. A mídia. Pressão para vencer. Calcinha fio-dental". Eles riam e concordavam movendo a cabeça. Uma pesquisa de opinião pública revela que eles não eram os únicos. Oito a cada dez pais acham muito mais difícil criar filhos hoje em dia do que quando eles eram crianças. Será mesmo?

Não há dúvida de que os pais de hoje se sentem oprimidos pelas rápidas mudanças às quais seus filhos se adaptam facilmente. Parecem estar sempre em busca de um ponto de equilíbrio ilusório. Correm do trabalho para casa, para levar os filhos ao treino do futebol e à aula de piano, engolem um sanduíche antes que os filhos cheguem com a lição de casa e queiram conversar com os amigos no MSN. Os pobres pais vão dormir exaustos e recomeçam tudo de novo no dia seguinte. Não admira que os filhos sejam tão estressados quanto os pais. Às vezes também me sinto assim.

Ter filhos hoje em dia é um desafio, mas sempre foi. As décadas de 1960 e 1970, e o início dos anos 1980 foram épocas especialmente difíceis para os pais – quando éramos os filhos! Os desafios mudam conforme a época.

"Cuidado com a valsa!"

Pais e adultos em geral sempre se preocuparam com as gerações

O que os pais do século XXI precisam saber

mais jovens; como se tivéssemos sido programados para esquecer nossos excessos juvenis. Todas as gerações tiveram dificuldades para se adaptar às mudanças sociais que para os filhos parecem tão fáceis. Enquanto nos preocupamos com o mau uso que as crianças possam fazer da Internet e dos telefones celulares, nossos avós temiam como nossos pais usavam a tevê. E estes se preocuparam conosco quando éramos adolescentes. Há inúmeras matérias na mídia sobre a rebeldia dos jovens na década 1970 e início dos anos 1980. Veja algumas manchetes da revista *Time* publicadas na nossa geração:

1969 "As drogas e os jovens"
1972 "Sexo na adolescência: o pêndulo está solto"
1985 "As crianças e seus filhos"

Os pais que nasceram entre 1956 e 1964, período caracterizado como o fim do *baby boom* (o grande número de crianças nascidas após a Segunda Guerra) ou no início da Geração X (crianças nascidas entre 1965 e 1982), não receberam a mesma atenção do público e da mídia que os primeiros *boomers* (nascidos entre 1946 e 1955), mas tiveram mais chance de se envolver com comportamentos de risco na adolescência. Observadores sociais escreveram que os bebês nascidos nas décadas de 1950 e 1960 foram "crianças superestimadas" em razão da mobilidade do pós-guerra e da crescente suburbanização, o que levou os pais a procurarem mais o Dr. Spock do que os próprios pais em busca de conselhos. Alguns consideram que nos faltaram algumas palmadas a mais. Diferentemente de nossos irmãos mais velhos, éramos menos politizados e mais propensos a usar drogas e a praticar sexo casual.

Muitas mulheres que tiveram filhos no final da Segunda Guerra e hoje já têm 70, 80 anos, admitem que seus filhos adolescentes as assus-

É mais difícil criar filhos hoje em dia?

tavam. Entre outras coisas, elas estranhavam as roupas, os cabelos longos dos rapazes, os protestos contra as guerras, a música psicodélica, a possibilidade de eles experimentarem LSD e outras drogas e a crescente liberdade sexual. De fato, o número de adolescentes que mantinha relações sexuais no ensino médio aumentou dois terços entre 1971 e 1979.

Como veremos mais adiante, no capítulo sobre sexualidade, foram os adolescentes dos anos 1970 que estabeleceram as normas do namoro e do comportamento sexual dos nossos dias. Entre o último *baby boom* e a Geração X, o número de jovens que consumia drogas ilegais e já mantinha relações sexuais no ensino médio começou a aumentar até chegar aos níveis atuais. Talvez porque nossos pais, já mais velhos nos anos 1940 e 1950, tiveram dificuldade de entender e lidar com as amplas mudanças dos direitos civis, dos direitos das mulheres, com os movimentos homossexuais nas décadas de 1960 e 1970, e não conseguiram estabelecer limites para os filhos.

Mas não fomos a primeira geração a desafiar os adultos – longe disso. Ter filhos é, por natureza, um gerador de ansiedade, e os adultos sempre temeram que a última geração de jovens virasse o mundo de pernas para o ar. Talvez você se surpreenda se eu disser que o que Tom Brokaw chamou de "A Melhor Geração" (os jovens que hoje já são avós e bisavós) foi descrita pelo médico-chefe do Exército à época como "incapaz de enfrentar a vida, conviver com as pessoas, pensar por si mesmo e manter-se sobre os próprios pés". Em 1951, a revista *Time* observou em matéria alarmante que "as autoridades se preocupam com o tremendo e assustador aumento de dependência de drogas entre adolescentes". Um artigo de 1956 chamava a atenção para o fato de que "os adolescentes se divertem com o temor dos pais de que o *rock and roll* seja uma ameaça à moral e aos bons costumes". Essa era a geração de minha mãe.

Na realidade, já em épocas tão distantes quanto 1816, o *Times*

| 15 |

O que os pais do século XXI precisam saber

de Londres alertava para a "indecente dança estrangeira chamada valsa". Eles assim a descreveram: "Basta olhar o voluptuoso entrelaçamento dos quadris e a proximidade dos corpos para ver quão distante isso está da modéstia e do recato que até hoje caracterizam a mulher inglesa". E concluem em tom agourento: "Sentimonos no dever de alertar os pais para a exposição de sua filha a esse contágio fatal". Lembre-se disso da próxima vez que receber um comunicado da diretora do ensino médio avisando que certas danças "escandalosas" serão banidas das aulas de dança.

Questões sobre o controle dos filhos são discutidas por líderes religiosos há séculos. Alguns os vêem como seres inerentemente pecadores porque nasceram com o pecado original. O reformista protestante John Calvin escreveu que "a natureza [da criança] é a semente do pecado; razão pela qual ela não pode ser outra coisa que odiosa e abominável aos olhos de Deus". O Livro do Deuteronômio (21:18-21) ensina que um "filho genioso e malcriado que não dá atenção aos pais e não os obedece nem depois de castigado" deve ser levado a um "lugar público da comunidade" para "ser apedrejado até a morte". (Também há outras visões sobre a inocência das crianças nas Escrituras; elas são uma bênção de Deus na maior parte da Bíblia, e Jesus diz aos seguidores que sejam como as crianças para entrar no reino do céu.) Platão conta que Sócrates, centenas de anos antes da Era Cristã, já reclamava das crianças:

As crianças de hoje amam a luxúria; elas são malcriadas, desafiam a autoridade; desrespeitam os mais velhos e adoram conversar durante os exercícios. As crianças de hoje são tiranas, e não servas de seus lares. Elas não se levantam mais quando os velhos entram na sala. Elas contradizem os pais, conversam diante das visitas, devoram gulodices à mesa, cruzam as pernas e tiranizam seus mestres.

É mais difícil criar filhos hoje em dia?

Isso não soa familiar?

Os pais de todas as gerações sempre se sentiram ansiosos por seus filhos, e não liam tantas matérias assustadoras quase diárias na mídia. Quando eu escrevia este capítulo, a chamada de capa do último exemplar da *Readers's Digest* na prateleira da livraria chamou a minha atenção: "Um novo e grande desafio para nossos filhos". Fiquei menos assustada quando me aproximei e vi que era um artigo sobre ferimentos nas quadras esportivas. Anúncios de página inteira da Partnership for a Drug-Free America ("Parceria para um país livre das drogas") nos alertam para o fato de que a maconha é muito mais prejudicial hoje do que há trinta anos – será? Parece que as crianças de hoje estão tomando mais medicamentos contra os distúrbios de aprendizagem. Por que elas precisam ser mais medicadas para conseguir aprender? Será que os aditivos na carne e no leite estão fazendo os nossos filhos entrarem mais cedo na puberdade? Haveria uma epidemia de sexo oral entre crianças com 13 anos de idade? O risco de que meu filho seja raptado ou abusado sexualmente é maior do que na minha infância?

A mídia alimenta os nossos medos... e as nossas dúvidas. O que os pais devem acreditar e o que fazer? Quais são as boas notícias? No capítulo 1, tratarei da realidade dos pais no século XXI e me aprofundarei no assunto nos capítulos 2 e 9.

"Ou números não mentem" – será?

As notícias alarmistas que nos bombardeiam se baseiam em estatísticas assustadoras. Devemos acreditar em tudo que ouvimos e lemos? Quando eu estava terminando o meu mestrado em saúde pública, na primeira aula de bioestatística o professor nos apresentou um axioma. "As estatísticas não mentem, mas as pessoas mentem por meio das estatísticas".

O que os pais do século XXI precisam saber

A maneira como os fatos são apresentados influencia de forma decisiva a maneira como reagimos a eles. Por exemplo, podemos afirmar que o número de crianças e adolescentes obesos triplicou nos últimos vinte anos. Ou, então, que o número de crianças obesas aumentou 5% desde o início dos anos 1980 para os 17% de hoje. E ainda afirmar com toda a segurança que 83% das crianças têm peso saudável, o dobro dos adultos. Todas estão corretas, mas apenas uma seria manchete para alarmar os pais e vender mais jornal. Como me aprofundarei no capítulo 3, devemos nos preocupar com a saúde física e mental dos filhos, mas não há nenhuma "crise" nesse aspecto. Ao longo do livro, veremos muitos exemplos dessas "distorções" que geram tanta ansiedade nos pais.

O que pode ajudar os pais?

As livrarias estão repletas de livros sobre alcoolismo, agressão na escola, distúrbios alimentares e adolescentes rebeldes, com títulos desde *Meninas estressadas, Farras, Meninas más, Como cuidar de seu adolescente rebelde* e até *Os pais precisam de um drinque*. Outros livros ensinam a lidar com a insegurança de ser ou não um bom pai ou a controlar a ansiedade em dez passos.

Este livro não é um deles. Ele apenas ensina a lidar com os desafios reais enfrentados pelos pais do século XXI (que se contrapõem aos criados pela mídia). Traz boas notícias sobre a arte de educar filhos hoje, algo de que não se ouve falar muito. Esclarece se nós, pais, estamos agindo corretamente ou se podemos aprender a ser melhores pais.

Eu lhes mostrarei que aplicando o que chamei de Paternidade Afirmativa aumentaremos as chances de que nossos filhos sejam mais felizes e saudáveis.

Em outras palavras, você vai ver que a maneira de educar os filhos pode fazer toda a diferença. Vou ajudá-los a reconhecer as matérias

É mais difícil criar filhos hoje em dia?

na mídia sobre crianças e adolescentes que nos deixam desnecessariamente ansiosos e como esses temores podem prejudicá-los. Algumas vezes os lembrarei das dificuldades que tínhamos na nossa adolescência. E comentarei as diferenças entre ser pai e mãe no século XXI e na nossa época, bem como as coisas que não mudaram de lá para cá. Você vai se surpreender com o quanto conseguirá se tranqüilizar.

Por exemplo, você sabia que o número de crianças raptadas, abusadas sexualmente e de adolescentes grávidas está diminuindo? Que a grande maioria dos filhos pequenos e adolescentes se sente mais próxima dos pais? Sei que é difícil controlar a ansiedade em relação aos filhos.

Quando eu terminava de escrever este livro, minha filha Alyssa estava concluindo a faculdade e meu filho Gregory, a oitava série. Assim como você, eu também adoro ser mãe e nada me dá mais satisfação na vida que meus filhos. Todas as manhãs agradeço por eles serem felizes e saudáveis. Tenho certeza de que a maioria de vocês sente a mesma coisa – não trocariam a experiência de serem pais e mães por nada nesse mundo.

Além disso, sou reverenda de uma instituição religiosa e educadora sexual; trabalho com centenas de pais que me revelam suas preocupações e ansiedades em relação aos filhos. O que aprendi até aqui é que os pais vivem estressados, ficam perdidos e precisam de ajuda. Espero ajudá-los com este livro, e que recuperem a esperança e a tranqüilidade.

Vou partir do princípio de que, se vocês estão lendo este livro, estarão prontos e dispostos a tornarem-se pais melhores. Vocês têm dúvidas, têm problemas com a paternidade, não sabem se devem acreditar no que a mídia e os amigos dizem sobre crianças e adolescentes, mas querem criar bem seus filhos.

Por isso não direi o que os pais não devem fazer. Sei que vocês não abusam de seus filhos, nem física nem sexualmente, e não os expõem à sexualidade e à informação sexualmente explícita dentro

O que os pais do século XXI precisam saber

de casa. Sei que sabem que o consumo abusivo de álcool e outras substâncias, que uma doença mental incurável e comportamentos criminosos comprometerão seriamente a educação de seus filhos. Se tiver problemas como esses, vá se tratar primeiro. Procure ajuda e se certifique de que seus filhos estão recebendo o apoio adequado de outros adultos responsáveis. Nenhum livro ajudará se pais e filhos tiverem problemas graves.

Se você desconfia de que seu filho usa drogas, de que ele vai mal na escola, de que tem um distúrbio alimentar, de que já se envolveu sexualmente antes dos 14 anos ou de que sofre de alguma doença mental, procure hoje um profissional qualificado. Não é preciso ter filhos para beneficiar-se com este livro. Muitas outras pessoas têm papel essencial na vida das crianças e adolescentes. As pesquisas revelam que é importante para eles ter outros adultos significativos, além dos pais. Portanto, seja você professor, treinador, reverendo, rabino, irmã, tia, tio ou avô, também encontrará ajuda neste livro.

Sem garantias

Este livro não é do tipo "satisfação garantida ou o seu dinheiro de volta". "Ser bom pai" não garante necessariamente ter "bons filhos". De acordo com uma pesquisa realizada em 1998 pelos U.S. Centers for Desease Control and Prevention, além dos pais, "os colegas, a mídia, as normas sociais, as regras comportamentais, o fácil acesso a drogas... a predisposição genética, os fatores cognitivos, as considerações emocionais (ou seja, auto-estima, orientação futura, percepção de risco) e as realizações acadêmicas... tudo tem influência na saúde e no bem-estar dos jovens". Da mesma maneira que a adequação comportamental entre pais e filhos, o histórico familiar, a dinâmica familiar, a ordem de nascimento e os irmãos, as escolas, os serviços públicos da comunida-

É mais difícil criar filhos hoje em dia?

de e as instituições religiosas também influenciam. Em outras palavras, você é basicamente importante, mas nem tudo depende de você.

A pesquisa que este livro oferece abre novas perspectivas para comportamentos paternos que podem influenciar positivamente os jovens, mas não traz técnicas e estratégias que possam ser aplicadas a todas as crianças; o que funciona bem em um determinado ano pode não funcionar no ano seguinte. Por exemplo, como veremos no capítulo sobre sexo, álcool e drogas, o adolescente que presencia dentro de casa as conseqüências negativas do consumo exagerado de álcool terá menos probabilidade de beber, mas o risco não é zero. O número de relações sexuais entre adolescentes com educação religiosa cai pela metade em relação à população total, mas um terço deles continua mantendo relações. Em outras palavras, certas estratégias aplicadas pelos pais podem ter influência positiva, mas não há nada que eles possam fazer para zerar o envolvimento dos filhos em comportamentos de risco.

Ainda dentro dessa perspectiva, saiba que pelo menos a metade dos adolescentes apresentará uma ou duas vezes algum tipo de comportamento que nós, adultos, preferimos que não tenham, e correr riscos uma vez ou outra não significa que seja uma criança problemática. Quando elas chegarem aos vinte anos de idade, verão esses comportamentos como "coisa de criança". (Na primeira aula sobre saúde pública costumo dizer que os riscos que um indivíduo corre, independentemente dos estudos de população, são sempre 1 ou 0).

Você pode agir da melhor maneira possível (a maior parte do tempo) e ainda assim seus filhos experimentarão tabaco, álcool e outras drogas, se envolverão sexualmente antes que estejam preparados (ou mesmo você!), matarão aulas e terão problemas na escola, sentirão depressão ou qualquer outro distúrbio mental. Como é possível não ficar ansioso?

A boa notícia é que, mesmo por mais delicada que seja a situ-

O que os pais do século XXI precisam saber

ação, educar bem os filhos faz diferença. As escolhas e as práticas educativas que adotamos podem aumentar a probabilidade de criarmos filhos que se tornem adultos felizes e produtivos. Bons pais sabem que fazem diferença na vida dos filhos e tentam fazer o melhor que podem. Os especialistas em família concordam que é raro encontrar uma criança ou adolescente com sérios problemas sociais que não venha de uma família gravemente disfuncional. É claro que existem crianças e adolescentes com um desequilíbrio bioquímico capaz de causar problemas mentais, mas são raras.

Não é a minha intenção deixá-los mais ansiosos quanto à sua habilidade como pais, e depois lhes dizer que, se seguirem as minhas instruções, tudo ficará bem. Prefiro que ouçam a própria intuição, definam os valores da sua família, consultem especialistas, se algum conselho não *servir* para o seu filho; e não acreditem em tudo que a mídia diz sobre os nossos jovens.

Vocês verão que a Paternidade Afirmativa levantará alguns pontos-chave que, espero, coincidam com os seus:

- Ame incondicionalmente seus filhos, não importando a idade.
- Envolva-se ativamente na vida dos filhos, mas deixe que desfrutem a infância.
- Compartilhe valores familiares.
- Estabeleça limites e conseqüências para o comportamento dos filhos.
- Ajude-os a tomar decisões sozinhos.
- Aproveite esta fase da vida, enquanto ainda têm os filhos por perto.

Falarei sobre tudo isso ao longo deste livro.
Vamos começar.

....

Capítulo 1

NOVOS DESAFIOS E NOVAS SOLUÇÕES

Ninguém contesta que as crianças de hoje estão crescendo em um mundo diferente daquele em que nós vivemos. Nossos pais moravam juntos e nossas mães não trabalhavam fora. A sociedade ainda não aceitava o divórcio; as igrejas debatiam o assunto com a mesma paixão hoje reservada aos casamentos entre pessoas do mesmo sexo. Os divórcios são quatro vezes mais freqüentes que em 1960, afetando anualmente um milhão de filhos. Vinte milhões de crianças são criadas apenas por um dos pais. Nos anos 1960, apenas uma em cada quatro crianças tinha pai e mãe trabalhando em período integral. Hoje, são mais de três em cada quatro, e muitas crianças e adolescentes retornam da escola para uma casa vazia.

Estamos nos casando mais tarde e tendo filhos mais tarde. A idade média dos casamentos é hoje 26 anos para as mulheres e 27 para os homens, quase seis anos mais do que na geração dos nossos pais. A idade média da mulher que tem o primeiro filho é a mais alta de todos os tempos: 27 anos. Em 1970, quando os pais de hoje nasceram, a idade média para ter o primeiro filho era 21 anos. E estamos tendo menos filhos. Uma mulher nascida entre 1930 e 1939 tinha em média três filhos; nós só temos dois. Os homens também estão se tornando pais mais tarde. Os nascimentos aumentaram em 40% desde 1980 entre os homens na faixa de 35 a 40 anos e diminuíram 20% entre aqueles com menos de 30. (A maturidade nos torna pais melhores ou só menos pacientes?)

Não foi somente a mudança no modelo familiar que tornou a paternidade no século XXI um desafio maior. Tem também o HIV/ Aids e 25 doenças sexualmente transmissíveis. As drogas motivadoras da atividade sexual não-consensual. A bebida em excesso. O

O que os pais do século XXI precisam saber

déficit de atenção causado pela hiper-atividade. As pressões para o sucesso desconhecidas das gerações anteriores. As atividades esportivas onipresentes desde a pré-escola. A mudança nas regras de cada um dos gêneros. O sexo oral, "ficar" e os "relacionamentos sem compromisso". A Internet e sites como Orkut e MySpace. Não admira que os pais se sintam tão impotentes.

A influência da mídia hoje

Uma das diferenças mais evidentes entre ter filhos hoje e na época dos nossos pais é a exposição praticamente total à mídia. Quando eu era criança, havia três canais nacionais de televisão e algumas estações de rádio AM locais; hoje temos centenas de canais a cabo via satélite, e uma exposição quase ilimitada à mídia. As crianças têm acesso a telefones celulares, mensagens de texto, e-mail, Internet dentro do quarto, iPods, BlackBerries e agendas eletrônicas. Em geral, os pais conhecem muito menos inovações tecnológicas que seus filhos. Não é raro uma casa ter vários computadores, vários aparelhos de tevê, vários telefones celulares, e que os membros da família se recolham em espaços isolados para utilizá-los. Minha casa tinha só uma linha de telefone e uma televisão a que todos assistiam. E a sua?

Também não havia noticiários nos bombardeando com os últimos desaparecimentos de crianças, as últimas guerras ou os últimos desastres naturais, 24 horas por dia. Pouca gente se lembra que a cobertura 24 horas da CNN debutou em 1980 e foi considerada uma experiência audaciosa.

Acredito que essa fonte inesgotável de más notícias contribua para aumentar a ansiedade que sentimos em relação aos filhos. Os pais de hoje em dia estão preocupados desde o momento em que seus filhos nascem. O medo das DSTs se transforma em medo de

Novos desafios e novas soluções

que as crianças sejam levadas por estranhos, que se transforma em medo da Aids, da gravidez, dos pedófilos *online* e dos tiroteios em escolas. Por outro lado, como veremos nos próximos capítulos, o rapto de crianças não aumentou, tiroteios em escolas são raros e os atuais índices de gravidez na adolescência são os mais baixos. A diferença é que nós, pais, passamos a ouvir mais sobre tudo isso; a notícia de uma criança desaparecida em Nevada chega à minha casa em Connecticut em poucos minutos. Dos capítulos 3 a 9 você poderá testar o seu "fator medo". São questionários curtos que ajudarão a determinar quais os medos em relação aos seus filhos merecem ser levados a sério e quais são criados pela mídia.

A tragédia de 11 de setembro também nos deixou mais inseguros quanto ao futuro das crianças. Jodi Picoult, que escreveu um ensaio sobre o impacto dos ataques na educação de seus filhos, diz: "Antes de 11 de setembro, era mais fácil educar meus filhos. Eu sabia o que era seguro e o que não era... minha preocupação era com o comportamento deles na escola ou saber que dia a lanchonete serviria peixe no almoço – e não com antrax, varíola ou uma guerra do outro lado do mundo. Mas, depois do 11 de setembro fiquei assustada... e menti para meus filhos, dizendo que estavam em segurança, quando eu mesma não me sentia segura". Mas os pais também não estavam seguros na Segunda Guerra Mundial, na Guerra Fria, na Guerra do Vietnã. Com uma diferença: eles não eram bombardeados por notícias na hora do jantar. E em tempo real. Hoje, recebemos as últimas notícias a cada vez que checamos os nossos e-mails.

Espero que, depois de ter lido este livro, a próxima vez que for assistir ao noticiário com más notícias sobre crianças e adolescentes – obesidade, uso de drogas, rapto etc. –, em vez de entrar em pânico, você se pergunte até que ponto é tudo verdade, quanto

O que os pais do século XXI precisam saber

pode afetar a sua família e como é possível aproveitar aquilo para criar um "momento de aprendizado", conversando com os filhos sobre comportamentos saudáveis.

Boas notícias para os pais de hoje

É inegável que os pais do século XXI enfrentam situações desafiadoras, mas temos boas notícias. Por exemplo, o relacionamento entre pais e filhos mudou para melhor. Apesar de trabalharmos mais horas que nossos pais, passamos mais tempo com nossos filhos – ensinando, brincando com eles, cuidando deles – do que nossos pais. Os pais de hoje passam quase três vezes mais tempo com os filhos do que eles próprios passavam com seus pais, assim como os pais da geração anterior passaram uma hora a mais com os filhos do que seus pais passavam com eles.

Há outra mudança positiva mais sutil acontecendo. Barbara Levi-Berliner, assistente social e especialista em educação de filhos, chama de "democraticização" da família americana. Lembram-se da família que a televisão nos mostrava nos anos 1950? Havia até um programa chamado *Papai sabe tudo*. Ward Cleaver e Jim Anderson eram os chefes da casa. As mulheres usavam avental e saltos altos e não trabalhavam fora. Quando Papai chegava do trabalho, a família o recebia com beijos e o jantar na mesa. Uma reprimenda freqüente da Mamãe era: "Espere seu pai chegar em casa". Em alguns programas, como *Meus três filhos*, *Assunto de família* e *Casa cheia*, não havia sequer a necessidade da presença da mãe; ela morreu de alguma doença desconhecida antes de conhecermos a família.

Compare isso com as séries de hoje, como *Medium*, *The OC*, *Seventh heaven*, *Veronica Mars* e *Gilmore girls*. Os pais envolvem

Novos desafios e novas soluções

os filhos em decisões sobre assuntos importantes e esforçam-se para manter o equilíbrio entre torná-los independentes e protegê-los quando é necessário. Na minha opinião, as melhores séries sobre pais e filhos já têm vinte anos de idade e são apresentadas na programação noturna Nick at Nite. O *Bill Cosby Show*, que exibe a família Huxtable, é um dos melhores exemplos da ficção sobre relações familiares saudáveis. Pais e mães trabalham, a família se reúne para jantar e os pais estabelecem limites e tomam decisões em conjunto com os filhos.

Também temos mais ferramentas e conhecimento que as gerações anteriores de pais para enfrentar os desafios. Nossos filhos são mais saudáveis que os filhos das gerações passadas. Contamos com mais de quarenta anos de pesquisas sobre a criação de filhos para saber que buscar o equilíbrio entre educá-los para se ser independentes e estabelecer limites e conseqüências para seus comportamentos, o que eu chamo de Paternidade Afirmativa, é a melhor maneira de formar crianças e adolescentes responsáveis e saudáveis. Há também novas e sofisticadas pesquisas sobre o desenvolvimento do cérebro adolescente que aumentam a probabilidade de que nossos filhos enfrentem os riscos da melhor maneira.temos as contribuições das ciências sociais, como o trabalho pioneiro de Daniel Goleman, para entender conceitos como "inteligência emocional". Temos acesso a medicamentos que, se receitados e usados corretamente, auxiliam as crianças com déficit de aprendizagem a aprender e a se comportar melhor.

Também podemos dizer que estamos nos saindo melhor como pais porque nossas crianças e adolescentes estão se comportando com mais responsabilidade do que os filhos das gerações anteriores. Na verdade, os indicadores sobre comportamentos de risco mostram que as crianças e os adolescentes de hoje são mais con-

| 27 |

O que os pais do século XXI precisam saber

servadores do que seus irmãos mais velhos. O U.S. Centers for Diesease Control and Prevention fez um levantamento dos comportamentos de risco entre alunos da escola primária e secundária desde 1991. Embora alguns jovens exibam comportamentos que possam comprometer seu futuro e sua saúde, comparados aos adolescentes em 2005 (o último ano em que há dados disponíveis) e em 1991 (o primeiro ano do estudo):

- O consumo de álcool na adolescência e ao longo da vida diminuiu, assim como diminuíram as farras e bebedeiras.

- O consumo de tabaco e cigarros também diminuiu.

- Os índices de gravidez, de parto, de DSTs e abortos na adolescência diminuíram. Caíram também os índices de relações sexuais.

- O uso de camisinha entre adolescentes nunca foi tão freqüente.

- Os índices de abandono escolar no ensino médio caíram.

- Os índices de crimes cometidos por adolescentes – incluindo-se homicídio e estupro – diminuíram. Os adolescentes se envolvem menos em brigas e confrontos do que o faziam há quinze anos.

Nos EUA, só o consumo de maconha aumentou em comparação a 1991, mas vem caindo desde 1999. Caiu também o consumo de cocaína, Ecstasy e drogas alucinógenas entre os adolescentes.

Novos desafios e novas soluções

Segundo o sociólogo norte-americano Dr. Michael Males, que estuda as tendências entre os jovens, "as adolescentes... sentem-se muito mais seguras hoje do que as meninas de vinte, trinta anos atrás. O consumo exagerado de álcool entre os adolescentes caiu 25% desde 1970; o de cigarros diminuiu de 20 a 50%, conforme a medição; e as mortes por acidentes de carro causados por ingestão de álcool caíram 40%".

As crianças e os jovens de hoje têm mais esperança em relação ao futuro. No livro *Millennials rising: The next great generation*, Neil Howe, William Strauss e R. J. Matson chamaram a geração pós-1982 de Geração do Milênio. A pesquisa deles mostrou que, comparados aos de outras gerações, as crianças, os adolescentes e os jovens adultos estão mais próximos de seus pais, respeitam mais os valores deles, estão mais predispostos a dar importância à educação e ao serviço comunitário, e respeitam as normas culturais. Além disso, são mais propensos a rejeitar os estereótipos de sexo, raça, gênero e orientação sexual.

Sobretudo, as crianças e os adolescentes de hoje sentem-se bem como são. Em um estudo feito com jovens de 8 a 18 anos em 2003 pela Kaiser Family Foundation, 88% deles disseram ter muitos amigos e 75% afirmaram que gostam da escola. Apenas um quarto declarou que se envolve com freqüência em confusões, e menos de um em dez diz que isso tem tudo a ver com ele.

Penso que estamos acertando em algumas coisas. De fato, um levantamento feito pela Public Agenda 1999 constatou que três quartos dos adolescentes confiam nos pais. Nós crescemos em uma época em que se dizia: "Não confio em ninguém com mais de 30 anos", mas isso não faz mais sentido para nossos filhos. Um estudo feito com estudantes do ensino médio descobriu que mais de três quartos dos alunos achavam importante ter um bom

O que os pais do século XXI precisam saber

relacionamento familiar. Minha filha de 22 anos de idade e eu nos damos muito melhor do que eu me dava com minha mãe na idade dela. Ela nunca ouviu aquela frase, e não tem nada a ver com ela. Os adolescentes e os jovens adultos de hoje valorizam os pais, os professores e os mais velhos.

O que é possível melhorar

Os dados comprovam que nós, pais, estamos fazendo muita coisa melhor e que nossos filhos estão se beneficiando disso. Mas, falando com os pais americanos, descobri que o nosso maior envolvimento na vida dos filhos talvez esteja causando conseqüências inesperadas, particularmente três que podem comprometer a boa criação. Eis algumas coisas que podemos fazer melhor.

1. Primeiro ser pais, depois amigos

Muitos pais querem ser amigos dos filhos a qualquer custo. Eles temem estabelecer limites e não os agradar. Ou que os filhos não sejam populares. Recentemente, uma mulher me ligou preocupada com a quantidade de álcool ingerida nas festas de adolescentes. Quando perguntei se as festas eram supervisionadas por adultos, ela disse que em geral não eram ou que os pais ficavam em outro lugar da casa. Sugeri então que seu filho adolescente só tivesse permissão para ir a festas em que ela confirmasse a presença de um adulto na casa, e ela disse que seu filho não iria gostar disso. Disse também que os adolescentes não consideram festa quando os donos da casa estão presentes. E que ela não queria correr o risco de deixar seu filho de 15 anos triste. O mais irônico é que esses mesmos pais que permitem que seus filhos freqüentem festas sem a supervisão de adultos

Novos desafios e novas soluções

são os que mais temem que eles experimentem álcool, drogas e sexo prematuramente.

Ouvi muitas mães dizerem com orgulho: "Minha filha é a minha melhor amiga". Felizmente Alyssa e eu somos hoje muito próximas e ligadas, mas sei que ela não me considerava a sua melhor amiga no ensino médio. Ela vivia reclamando que eu era "a mãe moderna mais rigorosa" de todas as suas amigas. Em casa, deixávamos claro que o pai dela e eu éramos primeiro pais, depois amigos dela. Não me agrava vê-la triste ou zangada quando eu lhe negava alguma coisa para a qual não a considerasse preparada ou achasse imprópria, mas podia entender que ela não gostasse de mim naquele momento – e mesmo por alguns dias. Não sei dizer quantas vezes eu disse: "Não me importo que você se zangue comigo. Tenho de tomar decisões de que você não gosta, mas que são necessárias para a sua segurança. Essa é a minha função como mãe. Seremos amigas quando você crescer".

Uma mulher em uma das minhas palestras personificou a mãe que quer ser considerada "legal" pela filha. Essa mãe não sabia o que fazer com a filha de 7 anos de idade que queria usar *top* e jeans abaixo da cintura. Comecei falando da importância de explicar à menina que certas roupas não servem para a idade dela, e que ela poderia se oferecer para comprar uma roupa mais adequada, quando a mulher me interrompeu: "Não vou interferir no seu gosto nem quero que ela fique brava comigo".

Conheço pais que têm medo de estabelecer limites, medo de parecerem "caretas", medo de decepcionar os filhos, mesmo que temporariamente. Mas noto que as crianças se comportam melhor quando agimos como pais, estabelecemos limites e avaliamos as conseqüências. Elas nos querem envolvidos em suas vidas e querem conhecer os nossos valores.

O que os pais do século XXI precisam saber

2. As conquistas dos filhos são deles, não suas

Esta deve ser a primeira geração de pais que olha para os filhos para validar as suas próprias conquistas. De fato, muitos pais de hoje em dia vêem como suas as conquistas dos filhos, sendo o grande prêmio a admissão em uma escola ou universidade de prestígio.

O programa de rádio de Garrison Keillor, *A Prairie Home Companion*, descreve Lake Wobegon como um lugar onde "as crianças estão acima da média". Para muitos pais, a frase deveria ser "as crianças são extraordinárias". Uma mulher que mora em um abastado subúrbio de Boston confidenciou-me: "Queremos que nossos filhos sejam só A: atraentes, acadêmicos, artísticos e atléticos". É espantosa a quantidade de pais que considera os filhos "bem-dotados"; é difícil para eles aceitar que estão apenas dentro da média e não há nada de errado nisso.

Talvez essa ênfase exagerada nas conquistas dos filhos se deva à grande quantidade de pessoas que tiveram filhos em idade mais avançada e têm um número menor de filhos que seus pais. A conseqüência é que esses pais tendem a dar muita importância a eles e valorizá-los excessivamente. Uma mulher do meu novo grupo de mães, já em seus quarenta e tantos anos, tinha acabado de dar à luz. Quando ela trouxe a filha para conhecermos, disse: "Esta é Hanna, mas eu a chamo de 'Basket' (cesta)". Não entendi, e ela explicou: "É que a tivemos tão tarde que pusemos todos os nossos óvulos nela". Eu achei graça, e me perguntei se não seria o mesmo caso de tantos pais acima dos 30 anos.

Talvez esta seja a primeira geração de pais que usam os filhos para dar sentido à própria vida. E colocam um grande peso sobre eles. Em outras gerações os pais queriam que os filhos crescessem, trabalhassem, se casassem e tivessem seus filhos. Nós queremos tudo isso, mas também queremos que os nossos filhos se realizem

Novos desafios e novas soluções

e nos façam sentir realizados. Ouço amigos e pais dizerem muito: "Meus filhos são tudo para mim". E os filhos tentam desesperadamente corresponder a tanta expectativa.

3. Dar mais valor à felicidade do que ao sucesso

Responda sinceramente: você prefere que seu filho seja bem-sucedido ou feliz? Aposto que a resposta é: "feliz, claro". Em sessões de aconselhamento, quando pergunto aos pais o que eles esperam para os filhos, sempre ouço: "Quero que eles sejam felizes". Em uma pesquisa de 2006 do *Redbook*, à pergunta "o que mais você quer para seus filhos?" as respostas foram, primeiro, felicidade, depois segurança e por fim saúde e bons princípios para que ele "seja uma boa pessoa". Mas, nas pesquisas que fiz para este livro, perguntei: "qual é o seu principal papel e a maior responsabilidade como pai (ou mãe)?" Entre centenas de respostas, apenas duas foram: "Ajudar meus filhos a serem felizes".

Os atos dizem mais que as palavras. De maneira sutil, e muitas vezes nem tão sutil, transmitimos aos filhos a mensagem que se sentir realizado é mais importante que ser feliz – ou que ser bem-sucedido é o caminho da felicidade. Se você perguntar a seus filhos o que eles acham que você deseja para eles, as respostas vão lhe surpreender.

Após um sermão recente, no qual discorri sobre a valorização da felicidade sobre o sucesso, um congregado perguntou: "Mas ambos não estão relacionados? Não devo esperar que meus filhos sejam felizes e bem-sucedidos ao mesmo tempo?" É claro que sim. A diferença está na ênfase que é dada a um e outro.

Antropólogos, teólogos e psicólogos estudam o que faz as pessoas felizes. E descobriram que a felicidade envolve senso de inclu-

O que os pais do século XXI precisam saber

são, responsabilidade com o outro, desafio, amizade, amor, prazer, confiança e segurança. Um estudo feito com alunos do Missouri e da Coréia do Sul revelou que nos dois países, apesar das disparidades culturais, as pessoas se sentiam felizes com as mesmas coisas: quando se sentiam conectadas com o mundo, competentes e tinham boa auto-estima. Os pais devem fazer o possível para que esses três aspectos estejam presentes na vida de seus filhos.

O que você espera para seus filhos?

O que você espera para seus filhos quando eles se tornarem adultos? Felicidade e o que mais? Pense um pouco sobre isso e escolha dez palavras que descreveriam seu filho ou filha na festa de formatura do ensino médio – ou que você gostaria que eles escolhessem para descrever a si mesmos.

1. _____
2. _____
3. _____
4. _____
5. _____
6. _____
7. _____
8. _____
9. _____
10. _____

Segundo os especialistas em criação de filhos, as palavras que descrevem um "bom filho" são: honestidade, confiança em si mesmo, delicadeza, cooperação, alegria, curiosidade intelec-

Novos desafios e novas soluções

tual, boas realizações, aceitação social, bom comportamento, simpatia, ser carinhoso, compreensivo, decente e bem-humorado. E algumas habilidades são: capacidade de fazer e cultivar amizades, ter atividades extracurriculares, ter habilidade verbal e comunicativa, habilidade para solucionar problemas e avaliar perspectivas, ter bom desempenho escolar e ser bem aceito em casa, na escola e na comunidade.

O que mais tem na sua lista? Os filhos são um compromisso de longo prazo. Que resultados você pretende obter no final? Assim como em outros aspectos importantes da vida, aqui também ajudará se você souber desde o início, ao menos vagamente, onde quer chegar. As respostas dependerão de seus valores, da sua cultura, da situação familiar e das esperanças que seus pais depositaram em você.

Espero que meus filhos vivam bem e tenham propósitos claros. Espero que eles encontrem neste mundo aquilo que os apaixone. Espero que encontrem parceiros e amigos que os amem sincera e incondicionalmente e que eles também os amem. Espero que atravessem a adolescência sem cicatrizes profundas e sem cometer erros irreversíveis.

O que podemos fazer para que nossos desejos se realizem?

Podemos usar a pesquisa para sermos bons pais e fazermos de nossos filhos adultos produtivos, felizes e independentes. No próximo capítulo apresentaremos quase quarenta anos de pesquisa sobre as maneiras de criar os filhos e introduziremos a Paternidade Afirmativa.

Capítulo 2

Paternidade Afirmativa

Cachinhos Dourados encontrou uma cama muito dura, outra muito mole e outra que era perfeita. Uma tigela de sopa muito quente, outra muito fria, e a terceira na temperatura ideal. O Dr. Bob Selverstone, psicólogo especializado em adolescentes e famílias, foi o primeiro a sugerir que os pais enfrentam as mesmas escolhas que Cachinhos Dourados quando buscam "a perfeição" na criação dos filhos: não queremos ser nem muito rígidos nem muito permissivos, nem muito protetores nem mãos-abertas, nem muito envolvidos nem muito distantes. Felizmente, hoje podemos recorrer a décadas de pesquisa sobre a criação de filhos para saber escolher o que é melhor.

A maneira como você encara a paternidade pode aumentar as suas chances de ter um "bom filho" ou a probabilidade de que ambos tenham muitos embates no caminho para a vida adulta. Os primeiros trabalhos sobre como a criação afeta as crianças surgiram há mais de quarenta anos. Uma jovem pesquisadora chamada Diana Baumrind da Universidade da Califórnia em Berkeley publicou um artigo no periódico *Child Development* em 1966 definindo quatro tipos distintos de criação. Para ela, as duas características mais importantes desses estilos são "a compreensão dos pais" – até que ponto eles são atentos e colaboradores – e o "nível de exigência dos pais" – até que ponto eles influenciam o comportamento dos filhos, os supervisionam e estabelecem uma disciplina.

O modelo criado por ela para os diferentes estilos tem servido de base para os estudos atuais. Os resultados das pesquisas sobre como esses estilos afetam os filhos de nacionalidades e níveis financeiros diferentes são notadamente consistentes ao longo dos anos. Ann Hulbert, em seu estudo *Raising America*, que cobre cem

Paternidade Afirmativa

anos de livros que aconselham os pais a criar seus filhos, escreveu que todos eles levantam questões como: "Quanto poder e controle os pais têm, ou deveriam ter, sobre os filhos em seu processo de independência? Quanta liberdade e autoridade os filhos precisam ou gostariam de receber ao longo desse processo?"

A cada estágio da vida de seu filho você procurará o equilíbrio entre educar e controlar, entre deixá-lo fazer as próprias escolhas e arcar com as conseqüências e afastá-lo do que você considera prejudicial. Você fez isso quando o seu bebê subiu naquele móvel. E está fazendo agora, para decidir se seu filho já tem condições de ir sozinho à escola ou ao *shopping* com os amigos. E também fará quando seu filho for escolher a faculdade e decidir onde quer morar. As situações mudam, mas o desafio permanece: como encontrar o equilíbrio sendo pais e mães?

Que tipo de pais vocês são?

Antes de prosseguir a leitura sobre os diferentes estilos de criação de filhos, responda a este questionário. Leia as quatro alternativas e escolha a que mais se aproxima da maneira como você se relaciona com seus filhos. Não pense muito; responda instintivamente. (Seus filhos concordariam com a alternativa que você escolheu?)

Tomada de decisão

a. Meus filhos pedem a minha opinião, mas costumam tomar as próprias decisões.

b. Tomo a maior parte das decisões sem pedir a opinião dos meus filhos.

c. Peço a opinião dos meus filhos, mas tomo as decisões mais importantes.

d. Deixo meus filhos tomarem as próprias decisões.

O que os pais do século XXI precisam saber

Tarefas domésticas
a. Meus filhos só ajudam em casa quando querem.
b. Meus filhos têm uma lista de tarefas semanais que devem ser cumpridas. Eu determino quais são.
c. Meus filhos têm tarefas a cumprir, e costumamos trabalhar juntos para terminá-las.
d. Meus filhos não têm tarefas nem responsabilidades em casa.

Supervisão
a. Não supervisiono as lições de casa dos meus filhos. Isso é responsabilidade deles.
b. Todas as noites checo as lições de casa para ver se estão bem-feitas.
c. Ajudo nas lições de casa quando meus filhos precisam e confiro diariamente se elas foram feitas.
d. Não me importo com o que as crianças fazem na escola; no longo prazo, isso não fará diferença.

Conseqüências
Se meu filho/a de 16 anos chega em casa embriagado, eu:
a. Ignoro. Todo adolescente bebe.
b. Deixo-o de castigo por um mês.
c. Converso com ele e lembro as regras da casa sobre bebidas alcoólicas.
d. Não saberia; não costumo esperar meu filho acordado.

Disciplina
Quando minha filha de 3 anos joga a comida no chão do restaurante, eu:

Paternidade Afirmativa

a. Procuro distraí-la com um brinquedo ou contando uma história.
b. Grito com ela: "Pare com isso!"
c. Peço que me ajude a limpar e digo que, se ela fizer de novo, iremos embora.
d. Ignoro.

Limites
Se meu filho/a de 12 anos pede para ir a uma festa, eu:
a. Permito e eu mesmo o levo de carro.
b. Digo: "Não, você ainda não tem idade para festas".
c. Ligo para os pais onde a festa vai acontecer para saber se eles estarão presentes, e aconselho meu filho sobre como se comportar.
d. Permito que vá, mas que pegue uma carona.

Os quatro estilos de criação
Os quatro estilos de criação são conhecidos pelos pesquisadores como Permissivo, Autoritário, Impositivo/Afirmativo e Negligente/Distante. Os quatro são considerados estilos "normais" de criação de filhos.

Permissivo
Se você escolheu mais alternativas "A" do que outras, é provável que seja um Pai/Mãe "Permissivo". Pais Permissivos tendem a ser mais condescendentes do que exigentes com os filhos. Sempre consultam os filhos, dão muitas explicações para as suas decisões e permitem que eles tomem as próprias decisões. Embora estejam mais próximos dos filhos, são pouco exigentes em relação à obediência, à ordem e às tarefas domésticas. São pais que deixam as crianças pequenas espalharem brinquedos pela sala e não as fazem

O que os pais do século XXI precisam saber

recolher. São pais que deixam os adolescentes saírem de casa sem perguntar aonde vão, só perguntam onde foram quando voltam sem fazer comentários e envolvem os filhos em todas as decisões familiares. Esses pais preferem não ver que seu filho adolescente chegou em casa embriagado e permitem que ele faça sexo com a namorada em casa. Os lemas deles são "Meninos são meninos" e "É o que fazem todos os adolescentes".

Autoritário

Se você escolheu mais alternativas "B" do que outras, é provável que seja um Pai/Mãe "Autoritário". Pais Autoritários são o contrário dos permissivos: exigentes com os filhos e menos condescendentes com as suas necessidades. Criam regras e limites claros, e costumam estabelecer padrões de conduta mais rígidos. Tendem a ser rigorosos com a disciplina. São pais que escolhem os brinquedos que seus filhos vão brincar e por quanto tempo, exigem que a criança os recolha e se limitam a um mero "porque estou mandando" como explicação para as regras. São pais que dizem aos filhos adolescentes que, se eles beberem, fumarem e fizerem sexo, haverá sérias conseqüências. Determinam a hora de chegar sem envolver os filhos nas decisões e aplicam severas punições se o horário for descumprido. Os lemas deles são "Faça o que estou mandando" e "Porque sou seu pai/mãe".

Afirmativo

Se você escolheu mais alternativas "C" do que outras, é provável que seja os que os especialistas em educação chamam de "Pai Impositivo". Prefiro chamar este estilo de "Paternidade Afirmativa" para evitar confusão com o estilo "Autoritário" e ampliar o conceito:

Paternidade Afirmativa

quero reforçar a idéia de "afirmar" tudo o que é maravilhoso em relação ao seu filho. É fundamental afirmar o amor próprio da criança, afirmar a importância dela não só na sua vida mas no mundo em que a cerca, afirmar as qualidades especiais que ela tem a oferecer.

Pais Afirmativos são estimuladores, mas firmes. Conduzem a família como uma "democracia limitada". Amam os filhos, mas deixam claro quem é que manda. São exigentes e condescendentes na mesma medida. Estabelecem padrões claros de comportamento, justificam esses padrões e estão dispostos a estabelecer em conjunto com os filhos novos padrões de conduta no presente e no futuro. Afirmam as qualidades positivas dos filhos, envolvem-se ativamente na vida deles, mas permitem que tenham a independência própria da idade. Quando os filhos são pequenos, eles brincam juntos e ajudam a recolher os brinquedos. Se os filhos são adolescentes, os horários de chegar são estabelecidos em conjunto, bem como quais serão as conseqüências se não forem cumpridos. Eles compartilham com os filhos seus valores sobre bebida e sexo, mas também dizem para ligar se quiserem ir embora de uma festa e usar anticoncepcional e camisinha nas relações sexuais. Seus filhos têm tarefas domésticas como membros da família. Em vez de aplicar controle psicológico, dão oportunidades aos filhos de pensar e sentir e de dizer o pensam e sentem no momento certo. Esses pais são os típicos Cachinhos Dourados: nem muito rígidos nem muito permissivos; buscam o que "está certo".

Distante

Os pais que escolheram principalmente a alternativa "D" podem ser considerados "Negligentes" ou "Distantes". Poucos pais desse tipo perderão tempo lendo este livro. São pouco condescendentes e

O que os pais do século XXI precisam saber

pouco exigentes, mas não rejeitam nem maltratam os filhos. Apenas vivem em universos paralelos aos dos filhos e só se envolvem quando não há outro jeito. Seus filhos não costumam ajudar dentro ou fora de casa, e não questionam os pais na adolescência. Embora não se possam ser considerados abusivos, para mim, a Paternidade Distante deixa os filhos inseguros, sentindo-se indesejados. E os efeitos podem perdurar a vida toda.

O impacto dos quatro tipos de criação

Em mais de quarenta anos de pesquisa, o estilo de criação é considerado o que faz diferença na vida das crianças, independentemente do nível de renda e da nacionalidade. Em toda parte, os filhos de Pais Afirmativos costumam apresentar os melhores indicadores. O impacto dos estilos de criação Permissivo e Autoritário é notadamente similar. A Dra. Baumrid previu isso quarenta anos atrás. Em 1966, ela escreveu: "Exigências que não podem ser cumpridas ou nenhuma exigência, suprimir o conflito ou fugir dele, recusar ajuda ou ajudar excessivamente, estabelecer padrões muito altos ou muito baixos, tudo isso refreia ou subestimula a criança a ponto de ela não adquirir conhecimento e experiência necessários para vencer".

Filhos de Pais Afirmativos tendem a ter menos problemas de comportamento na infância, durante a adolescência e mesmo na idade adulta. Têm menos probabilidade de fumar, beber, fazer farras ou usar drogas, têm menos problemas na escola e menos comportamentos delinqüentes. Têm maior competência social e menos problemas psicológicos. Têm menos probabilidade de começar cedo a vida sexual e engravidar na adolescência. Os filhos de Pais Autoritários vão bem na escola (mensurado pela média das notas), usam menos drogas e exibem menos comportamentos como cometer pe-

Paternidade Afirmativa

quenos furtos, roubar e cometer agressões. Os filhos de Pais Permissivos têm alto nível de autoconfiança e competência social.

O estilo de criação autoritário tem resultados positivos em algumas variáveis, mas à custa de alguns prejuízos para os filhos, que vão bem na escola e apresentam menos comportamentos de risco na adolescência. Em outras palavras, essas crianças terão menos probabilidade de beber, usar drogas e agir de forma delinqüente, mas têm auto-estima baixa, altos níveis de depressão e autoconceito mais pobre que outras crianças. De fato, em termos de autoconceito positivo, os filhos de pais autoritários tendem a não se sair melhor que os filhos de pais negligentes. E, quanto mais os pais tentam controlar o comportamento dos filhos adolescentes, maior é a probabilidade de que eles se exponham ao risco no início da vida adulta, quando já podem caminhar sozinhos. Os pais que exercem controle psicológico em crianças e adolescentes prejudicarão o desenvolvimento do senso de si mesmo. Criticar os filhos, fazer com que se sintam envergonhados ou culpados, brigar e discutir em vez de solucionar os problemas mutuamente, tudo isso resulta em filhos que se sentem desvalorizados e não amados.

Os filhos de Pais Permissivos são o oposto desse quadro. São os que mais se expõem ao risco, diferentemente daqueles que vêm de um lar autoritário. Não são bons alunos e é mais provável que consumam álcool e tabaco, iniciem mais cedo a vida sexual e se comportem mal na escola. Quanto a esses comportamentos problemáticos, eles não são melhores que os que vêm de lares negligentes e omissos. Mas o forte apoio que recebem dos pais tem um saldo positivo: tomar as próprias decisões. Esses jovens têm auto-estima alta, são autoconfiantes e têm baixos níveis de depressão. Mas são bons atores e gostam de representar! São desordeiros na

O que os pais do século XXI precisam saber

adolescência, mas se passarem intactos por ela, se sairão bem na vida adulta – embora os problemas associados aos comportamentos de risco tendam a persistir no início da idade adulta.

Os filhos de Pais Omissos são os que mais correm riscos na adolescência, têm baixa auto-estima e forte tendência à depressão. Esses efeitos persistirão por toda a vida. Em um estudo nacional feito com adultos entre 25 e 74 anos, o pesquisador Benjamin Shaw e colegas descobriram que "a falta do apoio dos pais na infância está associada aos altos níveis de sintomas depressivos e de doenças crônicas na vida adulta".

Começamos a usar esses diferentes estilos de criação assim que a criança nasce. Na primeira infância e na idade pré-escolar, os estilos tendem a emergir com maior clareza. Como sabem aqueles que têm filhos maiores de 2 anos de idade, os bebês e as crianças pequenas são obstinados. Gosto muito da fase entre os 6 e 18 meses de idade. As crianças descobrem coisas novas em si mesmas e no mundo ao redor praticamente todos os dias; e nos ensinam a dar valor às coisas mais corriqueiras. Mas aos 18 meses a criança aprende a palavra "não". Ela descobre que pode controlar o que está a sua volta e testa seus limites o tempo todo. Quando a vontade delas não é satisfeita pelos adultos, essas crianças podem ser extremamente voluntariosas.

Como existem muitos livros sobre a criação de bebês e crianças pequenas, não entrarei em detalhes aqui. Mas quero salientar que a maneira como nós, pais, agimos com nossos filhos dessa idade fará diferença na maneira que eles agirão quando forem mais velhos. Mesmo aos 3 e 4 anos de idade, a Paternidade Afirmativa vale a pena.

Imagine esta situação: você está em um restaurante com seu filho de 3 anos de idade e ele está sentado na cadeira específica para

Paternidade Afirmativa

bebês. A comida demora a chegar. A criança está cada vez mais impaciente. Quando a comida chega, ela faz um movimento brusco, derruba o prato no chão e começa a chorar. Os Pais Permissivos provavelmente pediriam outro prato e assumiriam que a criança ficará quieta. Os pais autoritários bateriam na mão dela e diriam que ela ficará sentada sem comer até que todos acabem. Os Pais Afirmativos a tirariam do cadeirão e sairiam do restaurante, enquanto alguém pede um prato para viagem e dá de comer à criança em casa. Ainda mais importante, os Pais Afirmativos teriam conversado com ela sobre bom comportamento em restaurantes antes de sair de casa e o que aconteceria se ela se comportasse mal.

Há muitas outras maneiras de lidar com essa situação. A pesquisa nos ensina que é importante ser consistente e gentil na forma de disciplinar. Reagir a esses primeiros comportamentos de oposição com rispidez e inconsistência trará problemas mais tarde. Os pais ríspidos e inconsistentes com a disciplina confundem a criança sobre a maneira correta de se comportar. Esses pais acabam sendo mais repressores e, se o mau comportamento é freqüente, mais inconsistentes em quando e como disciplinar e controlar. Como a criança nunca sabe quais serão as conseqüências, o comportamento agressivo acaba se estabelecendo.

Quando ela for para a escola, talvez tenha dificuldade para se controlar e se acalmar. (Algumas, porém, se beneficiarão se a escola oferecer a disciplina justa e firme que elas não recebem em casa.) Ela terá problemas constantes com a professora, e os coleguinhas não brincarão com ela. Por isso não irá bem na escola. No início da adolescência, procurará alguém que, como ela, tem dificuldade de relacionamento ou é rejeitado, e até poderá se envolver com grupos que buscam o álcool, as drogas e outros comportamentos de risco

O que os pais do século XXI precisam saber

para se sentir melhor. No ensino médio, os comportamentos de risco aumentarão, fazendo com que se torne um adolescente problemático. (Se você tem um filho na educação infantil ou no ensino fundamental I nessa situação, vá procurar ajuda. Os estudos mostram que tratar os "distúrbios de conduta" assim que eles aparecem e buscar apoio para as próprias práticas educacionais fará a diferença entre um adolescente bem-ajustado e outro que só cria problemas.)

Não é difícil imaginar o que acontece com as crianças que receberam disciplina e controle inconsistentes, quando chegam à adolescência. Imagine um menino de 11 anos que é punido com notas baixas porque seus pais nunca acompanham as suas lições em casa; ou o adolescente que chega bêbado e os pais fingem que não vêem; ou a jovem que, às vezes, é castigada porque não fez as tarefas e outras vezes nada acontece. Os jovens que não recebem o reforço consistente das conseqüências quando ultrapassam os limites estabelecidos têm muito mais probabilidade de ficar testando os pais.

Antes de dizer o que significa Paternidade Afirmativa, quero que você faça outro exercício. Complete a frase:

As minhas primeiras responsabilidades como pai ou mãe são:

_____

_____

_____

Pedi aos pais dos grupos de trabalho e também pela Internet que completassem a frase. Recebi centenas de respostas, nenhuma delas exatamente iguais. Muitos responderam variações de "amá-los, amá-los e amá-los". Vários mencionaram ser um bom modelo

Paternidade Afirmativa

para que seus filhos tenham o exemplo de "adulto saudável, produtivo e ético". Vários falaram em proteger os filhos e prepará-los para a vida. Outras respostas foram:

- Dar às crianças um lar emocional e financeiramente seguro.
- Cuidar, proteger e educar os filhos.
- Incutir na criança um senso de autoconfiança e curiosidade.
- Ajudar os filhos a se tornarem adultos gentis e prudentes.

Uma pessoa disse "deixar que ela cometa seus erros e oferecer-lhe um lugar seguro e confortável para pousar". Similarmente, uma mãe escreveu "guiá-lo através dos obstáculos e ensinar-lhe a lidar com a adversidade". Muitos pais criariam os filhos para fazer o que gostam, contribuir para a sociedade e tornar o mundo um lugar melhor.

Vejamos quais são as habilidades básicas da Paternidade Afirmativa para pôr tudo isso em prática.

As seis ferramentas da Paternidade Afirmativa

A Paternidade Afirmativa usa seis ferramentas básicas. Muitas outras "dicas" poderiam ser acrescentadas, mas acho que todas derivam dessas seis.

1. Amar os filhos incondicionalmente

Você deve se lembrar que um dos Dez Mandamentos é "honrar pai e mãe". Francamente, eu preferia que Moisés tivesse nos ordenado a amar também nossos filhos. (O fato de não tê-lo feito nos leva a refletir como as crianças eram tratadas de maneira muito diferente três mil anos atrás. A pena da Torá por desrespeito aos pais é o apedrejamento. Como os tempos mudaram!)

O que os pais do século XXI precisam saber

Para o Dr. Urie Bronfenbrenner, psicólogo renomado e um dos fundadores do programa U.S. National Head Star, as crianças precisam ter um relacionamento duradouro, recíproco e emocional com pelo menos uma pessoa. Em outras palavras, as crianças precisam de pais que as amem "mais do que tudo no mundo". Um pai que conversei disse que a sua primeira regra era "amar os filhos *in extremis*". O Search Institute, um instituto de pesquisas que estuda crianças e famílias, diz que as crianças que se sentem únicas e insubstituíveis serão bem-sucedidas.

Quando meus filhos estavam em idade pré-escolar, fazíamos a brincadeira "amo você mais do que...", que perdura até hoje. Alguém começa dizendo: "Amo você mais do que todas as estrelas do céu". Outro responde: "Amo você mais que toda a areia da praia", e assim por diante. Quando Greg tinha 3 anos, ele me disse: "Amo você mais do que todo o ketchup e os McDonald's do mundo". Imagine quanto isso significava!

Mas, segundo minha colega e assistente social Barbara Levi-Berliner, os pais precisam entender que há uma diferença entre as crianças saberem e acreditarem que são amadas. A maioria sabe que os pais as ama, mas não sabe que merece ser amada também por outras pessoas. Um adolescente me disse: "É claro que meus pais me amam. Eles têm que me amar. Só não sei se mais alguém vai me amar". Falaremos mais sobre dar aos filhos um senso de valor próprio em outros capítulos.

2. Envolver-se ativamente na vida dos filhos

O melhor conselho que posso dar aos pais, cujos filhos estão saindo da infância e entrando na adolescência, é participar da vida deles. Os pais de crianças pequenas já fazem isso naturalmente,

Paternidade Afirmativa

mas precisam se esforçar mais quando os filhos já têm amigos fora de casa, outras atividades além da escola e das instituições religiosas e logo começarão a dirigir carros. O pai de uma menina de 15 anos perguntou em tom melancólico: "Quando vamos conversar, se ela não precisa mais de mim para ir de um lugar ao outro?"

Quando os filhos terminam o ensino fundamental e entram no médio, os pais abrem mão do envolvimento ativo. É como se já tivessem "cumprido a missão". Você não cumpriu – talvez jamais venha a cumprir, e certamente não o fez até que seu filho entre na idade adulta. As crianças e os adolescentes precisam de nós. Acho estranho que em minhas palestras sobre sexualidade compareçam menos pais com filhos no ensino médio e pré-adolescentes do que pais que têm filhos nos primeiros anos do ensino fundamental: é como se os primeiros "desistissem" de influenciar os filhos.

Lembra-se daquela mensagem da tevê que ouvimos tantas vezes? "São 10 horas da noite. Você sabe onde seus filhos estão?" Os Pais Afirmativos sabem onde seus filhos pequenos e adolescentes estão, com quem eles estão e o que estão fazendo. Controlam e supervisionam as atividades dos filhos, mas não os espionam. Procuram estar com eles e criar um envolvimento familiar.

Pense um pouco: até que ponto você conhece a vida de seu filho adolescente? Sabe o nome do melhor amigo dele? Sabe com quem ele toma lanche? Conhece o professor de que ele mais gosta? Qual seu livro preferido? Quando foi a última vez que assistiu ao lado dele o programa de tevê de que ele mais gosta? Que sites da Internet ele visita? Ele tem uma página ou blog na rede, e, se tem, você já a visitou?

Aqui, o equilíbrio é envolver-se, mas não a ponto de controlar detalhes da vida dos filhos ou impedi-los de ter vida própria e tomar as

O que os pais do século XXI precisam saber

próprias decisões. Os pais da nossa geração, como você verá no capítulo 4, têm sido chamados de pais "helicópteros" ou "aerobarcos". Temos dificuldade de saber exatamente até que ponto nos envolver; não podemos nos omitir nem impor a nossa presença. Você jamais será o melhor amigo de seu filho, por mais que queira. Você quer que ele goste da sua companhia, mas também que tenha a sua própria vida.

Os jovens adultos de hoje que retornam para a casa dos pais em vez de se encaminharem para uma vida adulta independente são chamados de "adultolescentes". O censo americano realizado em 2000 mostrou que mais da metade dos jovens entre 21 e 24 anos e um terço entre 25 e 34 anos ainda moravam com os pais ou voltaram para a casa deles mais de uma vez quando terminaram a faculdade. O Centro Nacional de Pesquisa de Opinião constatou que entre os americanos a idade adulta começa, em média, aos 26 anos. O filme *Armações do amor* conta a história de um atraente jovem de 30 e poucos anos que ainda morava com os pais e se casa com uma moça da mesma idade para sair de casa. Espero que ninguém tenha de usar um recurso desses! Podemos estar próximos dos nossos filhos que estão entrando na idade adulta e ao mesmo tempo incentivá-los a ser independentes. Nós os ensinamos a fazer boas escolhas sendo Pais Afirmativos.

Desenvolver o senso de independência é uma tarefa importante na adolescência. Costumo lembrar este velho ditado aos pais de adolescentes: "Na infância você era o martelo. Agora é a bigorna". Como diz o Dr. Silverstone: "É preciso deixar os filhos se afastarem de você, mas fique sempre por perto para o caso de eles quererem voltar".

Eles têm de tomar as próprias decisões, sem a nossa interferência. Seria curioso se toda vez nos consultassem antes. "Mãe, estou que-

Paternidade Afirmativa

rendo transar com a Susan. O que você acha?" "Pai, meus amigos estão bebendo e eu também quero beber. Você deixa?" Certamente queremos que nossos filhos conversem conosco antes de tomar decisões importantes, como escolher a universidade e a carreira, mas cabe a nós, segundo os especialistas em criação de filhos do Center for Disease Control and Prevention (CDC), "respeitar e incentivar a capacidade de raciocínio dos filhos, ajudá-los a ter comportamentos responsáveis.... saber ler e escrever, ter boa comunicação, saber solucionar problemas e resistir às influências persuasivas auxiliam a juventude a tomar as próprias decisões e a arcar com elas".

3. Estabelecer limites em conjunto

Quando contei à minha amiga Ledell Muevaney, professora de música, que estava escrevendo este livro, ela disse: "Não deixe de falar sobre estabelecer os limites e as consequências. Tenho muitos alunos incontroláveis que precisam desesperadamente de pais que sejam pais. Um aluno do ensino fundamental I me contou que assistiu ao filme *O exterminador do futuro* enquanto seu pai lia jornal na sala ao lado".

Pais Autoritários fazem as regras; Pais Permissivos têm poucas regras, às vezes nenhuma. Pais Afirmativos exercem a "democracia limitada" na família – quando os filhos são pequenos, eles definem a maioria dos parâmetros; mas, quando os filhos crescem, os limites e as conseqüências devem ser estabelecidos em conjunto.

Acredito que os jovens contam com nossa ajuda e os nossos parâmetros para ter comportamentos que sejam aceitáveis. Já conheci muitas crianças manhosas, teimosas e cheias de vontade; todas elas com poucos limites para seus comportamentos. À medida em que crescerem, continuarão precisando de limites para sentir-se seguras, mas poderão participar da definição deles.

O que os pais do século XXI precisam saber

A hora de dormir, por exemplo, pode ser negociada. As regras para a tevê e a Internet devem ser definidas em conjunto. Pedir às crianças que pesquisem o assunto e exponham suas razões é bastante produtivo e o conflito muitas vezes se resolve por si mesmo. Por exemplo, quando Alyssa tinha 16 anos, quis colocar um *piercing* no umbigo. Pedi a ela que pesquisasse os riscos na Internet e depois nos mostrasse. Ao encontrar páginas e páginas sobre umbigos infeccionados, ela desistiu da idéia.

4. *Estabelecer as conseqüências e ir até o fim*
Estabelecer as conseqüências e ser consistente em relação a elas é uma das habilidades mais importantes da Paternidade Afirmativa e um dos mais difíceis "fazer o que deve ser". Conversar com os filhos para saber o que eles pensam tem conseqüências positivas quando os limites estabelecidos em conjunto deixam claro que você tem expectativas firmes para o comportamento deles.

A literatura sobre a criação de filhos trata das conseqüências naturais e lógicas há mais de trinta anos. As conseqüências "naturais" são aquelas que os pais não controlam. Se a criança fica acordada até tarde, ela estará cansada no dia seguinte. Se ela não janta porque não gosta da comida, terá fome na hora de dormir. Se sair sem luvas, suas mãos ficarão frias. Se não estudar para a prova, tirará nota baixa. Para nossos pais, isso era "aprender da maneira mais difícil", e se seu filho puder agüentar as consequências, é uma excelente didática. A parte mais difícil é saber se ele agüentará as consequências: ir mal na prova pode ser uma boa lição; deixar que ele vá mal e repita o ano porque você não acompanha regularmente as lições de casa é deixar a consequência ir longe demais.

As conseqüências "lógicas" têm mais a ver com disciplina e são

| 52 |

Paternidade Afirmativa

determinadas pelos pais. Elas podem ser aplicadas quando não há conseqüências naturais. Você e seu filho estabelecem antes quais serão as conseqüências se um acordo for desrespeitado, e aí você terá que ser firme (e ele também). Se o adolescente não chegar em casa no horário combinado, não sairá no fim de semana seguinte. Se a criança não comer, não terá sobremesa. Se seu filho entrar em sites que você não aprova, não poderá navegar na Internet por um período de tempo. A conseqüência lógica depende do comportamento e está vinculada a ele; descobrir que seu filho está enviando mensagens de texto durante a aula significa que ele ficará sem o celular, e não que deixará de assistir a tevê.

Às vezes é difícil estabelecer conseqüências lógicas que façam sentido. Qual seria a conseqüência lógica por não esvaziar a lata de lixo? A conseqüência natural é que o lixo se espalharia pelo chão, e ninguém quer conviver com isso dentro de casa. Portanto, não cumprir tarefas domésticas que afetem a família toda, mesmo depois de ser lembrado várias vezes, talvez exija uma conseqüência mais genérica que decorra da ação da criança: "Nem tevê nem computador até que o lixo seja esvaziado" pode ser a motivação que ela precisa para se mexer.

Há pais que garantem que haverá conseqüências, mas voltam atrás devido aos inconvenientes que serão causados se a ameaça se cumprir. Ficar sem carro por uma semana significa que alguém terá que levar o jovem à escola ou ao trabalho se não houver transporte público. Ficar sem o celular significa que ele não poderá ligar para você a qualquer momento. Acompanhar as lições de casa de um filho preguiçoso irá lhe tomar um tempo precioso com o qual você poderia estar fazendo outra coisa. Você sabe do que estou falando. Mas saiba também que, se não

O que os pais do século XXI precisam saber

for até o fim, seu filho aprenderá rapidamente que as suas conseqüências são meras ameaças e podem ser desprezadas. Não deixe de cumprir o que foi combinado.

Prever quais serão as conseqüências em casa pode fazer diferença no envolvimento do adolescente em comportamentos de risco. Por exemplo, se o adolescente acha que os pais não farão nada se ele beber, provavelmente beberá. Se o adolescente acha que os pais não se importam que jovens façam sexo, provavelmente fará. O inverso também é válido: se o adolescente acha que os pais aplicarão as conseqüências, provavelmente evitará certos comportamentos.

Às vezes é difícil saber quais deverão ser as conseqüências e como aplicá-las. Admito que não lido muito bem com isso, e sei que às vezes meus filhos me consideram excessivamente rígida. Contarei um exemplo recente que me aconteceu.

As manhãs em minha casa terminavam regularmente comigo perdendo a paciência para tirar Greg da cama e fazê-lo se mexer. Ele é uma coruja, e levantar-se às 6h30 para estar na escola às 7h25 é um verdadeiro sacrifício. Não é raro tirá-lo da cama e subir 15 minutos depois para encontrá-lo dormindo novamente. A essa altura, já estou aos gritos. E essa cena se repetia todas as manhãs.

Eu me sentia muito mal começando meu dia com essa tensão, então decidi fazer diferente. Sentei-me com Greg para negociar uma conseqüência natural e lógica. Concordamos que se ele não saísse da cama, se vestisse e estivesse pronto a tempo, chegaria atrasado na escola e teria que arcar com as conseqüências na sala da diretoria. Também teria de ir a pé em vez de pegar carona com algum de nós. Em outras palavras, o problema deixou de ser meu e passou a ser dele. Perguntei o que poderia fazer para ajudá-lo

Paternidade Afirmativa

de manhã, e ele pediu que eu voltasse cinco minutos depois de tê-lo acordado para ter certeza de que ele estaria de pé e vestido para tomar café. Eu aceitei, e desde então nossas manhãs estão mais tranqüilas. (Algumas, pelo menos.)

5. Transmitir os valores familiares

Toda criança deve conhecer os valores da sua família. É importante que você transmita suas mensagens para os seus filhos. A maneira de encarar a sexualidade e o consumo de álcool e drogas, a mídia apropriada para os jovens, o papel da religião na família e até o valor dos exercícios físicos e o tempo fora de casa, tudo isso varia de uma família para a outra. Nesta era da informação em que vivemos, nossos filhos aprenderão tudo sobre todos os aspectos da vida na escola, na mídia e com os amigos. Mas só nós, pais, podemos ensinar a eles os valores da nossa família.

Para começar, de que maneira nos tratamos uns aos outros em casa. Para mim, o maior valor é tratar a todos com dignidade e respeito e "amar o próximo como a si mesmo". Isso resume como espero que nos comportemos em casa. Sei que não sou uma mãe perfeita e nem tenho uma família perfeita; acho que com você é a mesma coisa. Às vezes perco a paciência com meus filhos, nem sempre estou inteira nas nossas interações, especialmente quando estou cansada. Mas o lema da minha família é que todos se tratem com dignidade e respeito.

Sei que os atos falam mais que mil palavras. James Baldwin escreveu em *Nobody knows my name*: "As crianças nunca foram muito boas em ouvir os mais velhos, mas sempre os imitaram". Sei que não devo "pregar" valores familiares aos meus filhos. Eles precisam de mim como mãe, não como reverenda. Os pais devem ser mode-

O que os pais do século XXI precisam saber

los dos comportamentos que esperam que seus filhos tenham. Não é bom exigir que eles se exercitem e comam bem se eu não faço isso; se eu trato com desrespeito o meu parceiro, eles aprenderão mais com isso do que se eu disser que devemos ser gentis.

Em meus livros sobre sexualidade, insisto em que os pais busquem "momentos de ensinamento", quando as informações passadas às crianças são tiradas do que está acontecendo no momento. Os momentos de ensinamento transmitem mensagens sobre tudo, de exercícios físicos a boa alimentação, sobre o consumo de álcool e drogas, sobre segurança e serviço comunitário. Greg apontava para o relógio toda vez que eu iniciava um "momento de ensinamento". "Mãe", ele dizia, "são momentos de ensinamento, e não horas de ensinamento".

Portanto, esses momentos devem ser curtos e sempre dialogados. Por exemplo: "Meu bem, e se a escola proibisse a venda de salgadinhos e sanduíches na lanchonete? Ou "Para a nossa família, os comentários racistas magoam e devem ser evitados". "Para a nossa família..." é uma boa maneira de iniciar o momento de ensinamento para transmitir valores.

6. Entender o mundo em que seu filho vive

Antigamente, os pais gabavam-se de ser mais fortes que os filhos porque tinham que caminhar quilômetros até a escola. Você já contou aos seus filhos como era quando ainda não havia computadores ou só existiam cinco canais de tevê? Ou que brincávamos na rua porque não tínhamos videogames e DVDs?

Sim, nossos filhos estão crescendo em um mundo diferente, e, em vez de nos queixarmos, podemos celebrar juntos tudo de bom que isso significa. Temos sorte de viver não só na era da Internet,

Paternidade Afirmativa

mas em uma época em que as crianças podem desenvolver todo o seu potencial. Quando as pessoas idealizam os Estados Unidos dos anos 1950, costumam se esquecer do racismo e do sexismo presentes em toda parte, da segregação e da pobreza, e da diversidade étnica, religiosa e sexual praticamente invisível. Embora o século XXI ainda tenha que se confrontar com muitos "ismos", nossos filhos estão vivendo em um país que respeita muito mais a diversidade do que aquele em que nós crescemos.

Tanto podemos temer este mundo novo quanto podemos aceitá-lo, conhecê-lo melhor e ajudar nossos filhos a estabelecer seus próprios limites. Por exemplo, como falaremos no capítulo 9, proibir a filha de 14 anos de ter uma página no MySpace, quando todas as amigas têm, provavelmente fará com que ela crie uma na escola ou na casa de uma amiga por sentir-se isolada e desnecessariamente controlada. Os Pais Afirmativos sabem que é melhor ajudar a definir os limites para que esse tipo de site seja usado com segurança e então monitorar da melhor maneira.

Também é bom lembrar que as nossas crianças e adolescentes entendem o mundo em que vivem diferentemente de nós. As pesquisas mostram que o cérebro da criança processa a informação de modo diverso que o cérebro adulto. Já se sabe muita coisa sobre o desenvolvimento do cérebro da criança e do adolescente (ver capítulo 5) para reconhecer que eles não vêm as coisas da mesma maneira que nós. Procurar se lembrar do que você sentia na idade de seus filhos vai ajudá-lo a entender a maneira como eles se comportam e o que sentem.

Um último conselho aos Pais Afirmativos: aproveitem ao máximo esta fase especial. Sim, há dias que educar os filhos nos deixa estressados, preocupados e malucos. Para mim, os mo-

O que os pais do século XXI precisam saber

mentos de maior proximidade eram aqueles em que meus filhos adoeciam ou estavam infelizes com alguma coisa. Uma vez ouvi esta frase: "A minha felicidade depende da infelicidade do meu filho". Isso também vale para mim.

Mas amo meus filhos acima de tudo e nada do que faço é mais importante do que educar e criar Alyssa e Gregory. Temos sorte de ser pais neste momento particular da história. Nossos filhos são mais saudáveis do que os de qualquer outra geração – no que diz respeito à saúde física, temos muito menos com que nos preocupar do que há cinqüenta anos. Vou lhes mostrar por quê.

TESTE O SEU FATOR MEDO

1. A porcentagem de crianças e jovens que estão acima do peso é:
a. 15%
b. 25%
c. 50%
d. 75%

2. Comparadas a quando éramos adolescentes, as refeições familiares:
a. Têm mais probabilidade de acontecer.
b. Têm menos probabilidade de acontecer.
c. Têm a mesma probabilidade de acontecer.

3. Comparadas com as de 1981, as crianças de hoje:
a. Têm mais probabilidade de brincar na rua.
b. Têm menos probabilidade de brincar na rua.
c. Têm a mesma probabilidade de brincar na rua.

4. Comparadas com as de 1981, as crianças de hoje:
a. Têm mais probabilidade de praticar esportes.
b. Têm menos probabilidade de praticar esportes.
c. Têm a mesma probabilidade de praticar esportes.

5. A incidência de distúrbios alimentares está:
a. Crescendo.
b. Diminuindo.
c. É mais ou menos a mesma coisa.

Respostas: 1.a; 2.c; 3.b; 4.b; 5.c.

Capítulo 3

Corpo e mente:
Como criar filhos saudáveis

Recentemente passei o dia em uma escola particular de um rico subúrbio californiano. Reuni-me com administradores e professores e ministrei um curso para pais à noite. Em um desses encontros, a assistente social me disse que um número cada vez maior de alunas da escola, todas com menos de 15 anos, estava anoréxica. Ela comentou que esse distúrbio alimentar estava se espalhando pela escola, apesar da ênfase na boa alimentação e as cestas de frutas espalhadas por toda parte. À noite, quando me dirigi aos pais usando calças compridas tamanho G, não pude deixar de notar que talvez eu fosse a mãe mais gorda daquela sala. O manequim médio entre as mães daquela rica comunidade não passava de P. Não admira que suas filhas queriam tanto ser magras! Em um mundo que exalta celebridades magras como Nicole Richie, Paris Hilton, Lindsay Lohan e as gêmeas Olsen, é lógico que as nossas filhas (e também alguns meninos) corram o grave risco de apresentar distúrbios alimentares.

Mas espere. Não estamos vivendo o que jornais e revistas chamam de crise de obesidade? No *reality show "Honey, we're killing the kids"* ("Querida, estamos matando as crianças"), crianças gordinhas são transformadas em adultos obesos de 40 anos de idade, graças a um programa de computador. Nos episódios a que assisti, as imagens "envelhecidas" não só mostravam os meninos gordos, como carecas, bexiguentos, com a barba por fazer e malvestidos no seu 40º aniversário. Após a intervenção (que incluía bons conselhos como "não comer bobagens", "delegar tarefas domésticas aos meninos" e "obrigar os pais a parar de

Corpo e mente: como criar filhos saudáveis

fumar"), esses mesmos homens de 40 anos eram bonitos, estavam bem-vestidos e barbeados. Os pais dos primeiros meninos gordos se mostravam surpresos com o fato de que a influência familiar e a alimentação saudável fizessem tanta diferença.

Fatos *vs.* medos

Como nossos filhos podem engordar se eles passam a semana e os fins de semana praticando esportes? Pois acabo de ler que os pais estão se esforçando mais que nunca para que os filhos estejam nas melhores equipes, mostrando-se exageradamente competitivos em relação aos esportes, e que não há mais tempo para fazer refeições em família porque estamos mais concentrados no sucesso de um ou outro membro da família?

Qual é a verdade sobre a saúde de nossos filhos? E o que o tipo de criação tem a ver com isso?

Nunca fomos tão saudáveis

A boa notícia sobre criar filhos hoje nos Estados Unidos e em vários outros países é que eles nunca foram tão saudáveis. São muito mais saudáveis do que há cem anos e, segundo vários indicadores, mais saudáveis do que éramos na idade deles. Nossos filhos correm menos riscos do que corríamos, porque são saudáveis.

Ao longo da história, e ainda hoje em muitos lugares do mundo, não havia garantia de que os filhos sobrevivessem ao primeiro ano de vida ou que alguma doença infecciosa não os mataria antes da adolescência. Nos tempos bíblicos, a mulher tinha em média cinco filhos para garantir que ao menos dois sobrevivessem até a idade adulta. Há apenas cem anos nos Estados Unidos, 160 em cada mil bebês morriam no primeiro ano de vida. O número de

O que os pais do século XXI precisam saber

bebês que morre até 1 ano de idade determina o índice de mortalidade infantil. Nos últimos cinqüenta anos, esse índice caiu 77% nos Estados Unidos. De acordo com os U. S. Centers for Disease Control and Prevention (CDC), a "diminuição da mortalidade infantil nas últimas cinco décadas está relacionada com o fácil acesso a tratamentos de saúde, os avanços da medicina neonatal e campanhas de educação de saúde pública como 'Volte a Dormir', para controlar as mortes causadas pela síndrome de morte infantil repentina". Nos Estados Unidos, hoje, apenas sete em cada mil bebês morrem antes de 1 ano de idade.

Nossos filhos estão preparados para viver mais tempo que qualquer outra geração da história. Nos tempos bíblicos, as mulheres viviam em média 25 anos, e a expectativa de vida para os homens era de 40 anos. Novamente, segundo o CDC, "da virada do século XX até o ano 2002, a expectativa de vida passou de 48 a 75 anos para os homens e de 51 a 80 anos para as mulheres". A alimentação, a moradia, a higiene, o acesso a médicos, tudo contribuiu para o aumento da longevidade.

A penicilina e as vacinas são responsáveis pelo impressionante declínio das mortes na infância. Quando Alyssa tinha 8 ou 9 anos, a pediatra diagnosticou uma forte dor de garganta e rouquidão provocadas pela escarlatina. Entrei em pânico ao lembrar-me imediatamente de Beth em *Mulherzinhas*, de Louisa May Alcott – a mais nova das seis irmãs, quase um anjo, morre de escarlatina no início da adolescência. Passei por esse momento difícil quando ela estava na 5ª série. Eu jamais pensaria nessa possibilidade até entrar naquele consultório e levei um susto quando ouvi o nome da doença da minha filha. Hoje, uma simples dose de antibiótico cura não só a escarlatina como várias outras infecções que matavam as crianças.

Corpo e mente: como criar filhos saudáveis

Alguns leitores ainda devem se lembrar das longas filas que se formavam nas escolas para tomar a vacina contra a pólio. A pólio matou e aleijou os filhos da geração de nossos pais. Desde que a vacina se popularizou em 1955, a pólio está erradicada em quase todos os países, com exceção de sete. Em 1979, a varíola foi erradicada em todo o mundo. Você deve ter ouvido falar que mais de 20 mil grávidas contaminadas por rubéola tiveram filhos surdos, cegos, com retardamento mental e problemas cardíacos, entre 1964 e 1965. Já em 2003 foram registrados apenas sete casos de rubéola nos Estados Unidos.

As campanhas de vacinação são as principais responsáveis pelo desaparecimento de sarampo, caxumba e rubéola no país. Os surtos recentes dessas doenças comprovam a importância da imunização na infância. Atualmente, pessoas que chegam de avião de outros países podem reintroduzir essas doenças nos Estados Unidos, e crianças não imunizadas correm o risco de contraí-las. Por exemplo, em 2006, uma menina americana de 17 anos não vacinada contraiu sarampo em uma viagem de sua igreja à Romênia; ela foi ao culto no dia em que retornou e transmitiu sarampo para 34 pessoas. Ninguém morreu, mas alguns precisaram ser hospitalizados. De acordo com a Dra. Eileen M. Ouellette, presidente da American Academy of Sciences: "Temos que continuar imunizando nossas crianças contra essas doenças preveníveis ou elas acabarão voltando. Afinal, para isso, basta tomar um avião".

Nossos filhos também são mais altos e mais robustos do que os de outras gerações. Em 1984, o Dr. L. Emmett Holt escreveu, no que é considerado o livro pioneiro sobre criação de filhos, *The care and feeding of children* (Cuidados e alimentação das crianças), que os meninos de 10 anos de idade mediam em média 1,32 m e pesa-

O que os pais do século XXI precisam saber

vam 30 kg. Em 2002, essa média havia aumentado 7,6 cm e quase 9 kg; entre as meninas da mesma idade a média subiu para 1,42 m de altura e 40 kg. E parece que eles estão entrando na puberdade mais cedo. Esses dados seriam motivo de preocupação ou apenas provam que eles são mais saudáveis?

Por que crescer tão cedo?

Você deve se lembrar de um estudo feito há dez anos revelando que a idade média para as meninas desenvolverem seios havia caído para 10 anos entre as brancas e 9 entre as negras, muitas ainda entrando na 3ª série. As manchetes anunciaram: "meninas do terceiro ano já apresentam sinais de puberdade". O que as notícias não diziam é que o aparecimento prematuro dos seios e pêlos púbicos não significava que a puberdade estava terminando mais cedo; e sim que, na época, as crianças levavam mais tempo para atravessar essa fase. Embora a idade média da primeira menstruação, ou menarca, tenha caído dramaticamente dos 15 anos em 1860 (dados de um estudo pessoal) para 12,5 anos em 2004, de 1963 para cá a diferença tem sido de apenas dois meses. Em outras palavras, a sua filha pode desenvolver seios e pêlos púbicos e axilares antes de você, mas terá a primeira menstruação mais ou menos na mesma época.

Contudo, a emergência desses e de outros sinais, conhecidos como características sexuais secundárias, significa que as informações precisam ser dadas mais cedo do que sua mãe as deu a você. As conversas devem começar já no fim da segunda série com as meninas e na quarta série com os meninos – até mais cedo, se o pediatra perceber sinais da puberdade que você não notou. Alguns pais esperam que a escola oriente seus filhos sobre a puberdade,

Corpo e mente: como criar filhos saudáveis

mas infelizmente a maioria só faz isso no segundo semestre da quinta série, quando, para muitas meninas, seria mais uma aula de história do que outra coisa.

Há menos dados confiáveis sobre o desenvolvimento púbere masculino, mas os pesquisadores acreditam que os meninos também estão começando o processo mais cedo. Dados ingleses de 1970 demonstram que, em média, os meninos iniciam as mudanças da puberdade aos 11,6 anos e terminam aos 14,9. Segundo pesquisa de 2001 nos Estados Unidos, os meninos entram na puberdade, em média, assim que completam 10 anos e terminam por volta dos 15,9 anos. O crescimento do órgão genital já começa, em média, lá pelos 10 anos. Esses dados sugerem que os sintomas são mais precoces, mas o processo termina mais tarde. Outro estudo aponta uma diminuição de três meses nas últimas três décadas para o aparecimento dos primeiros pêlos púbicos (o que ocorre lá pelos 12 anos em meninos brancos e aos 11 anos nos negros). É interessante notar que a última vez que um pesquisador estudou a idade da primeira ejaculação – fato que pode ser comparado mais diretamente com a primeira menstruação – foi no final da década de 1940. Na época, era aos 14 anos.

Há uma série de explicações para que a idade de início da puberdade tenha diminuído. Muitos estudiosos concordam que, em comparação aos últimos cem anos, seja resultado da boa alimentação e da melhora geral de saúde. Alguns levantam a hipótese de que alguma coisa prejudicial no ambiente possa estar provocando essas mudanças, e lembram casos isolados na literatura científica de crianças de 5 e 6 anos já iniciando a puberdade. Muitos questionam se os pesticidas e os hormônios nos alimentos não seriam os responsáveis.

O que os pais do século XXI precisam saber

Nós usamos os serviços *online* para fazer a nossa feira semanal. Em uma das semanas, o entregador nos informou que a loja estava sem leite orgânico, o preferido de Gregory. Ele me disse: "Compramos apenas o orgânico.Lemos no jornal que os hormônios do leite e da carne convencionais estão fazendo as meninas menstruarem mais cedo, e não queremos que isso aconteça com a nossa filha de 9 anos".

Em que acreditar? Esse assunto é tema de acalorados debates em círculos endocrinológicos. Alguns profissionais temem que o leite à base de soja que é dado a crianças pequenas seja o responsável; outros acreditam que sejam os hormônios adicionados à ração do gado (conhecidos como estrogênios exógenos); outros ainda acham que a transpiração das embalagens de plástico que envolvem grande parte das nossas comidas seja a culpada. Um estudo sobre puberdade prematura em meninas porto-riquenhas constatou que as que desenvolviam seios mais cedo estavam expostas ao lixo das fábricas de anticoncepcional oral e de plástico. Por outro lado, dois cientistas concluíram: "Não há dados suficientes para comprovar a tese de que a maior exposição aos estrogênios ambientais tenha provocado a puberdade precoce ou o início prematuro dos desenvolvimentos púberes". Em um estudo mais abrangente sobre a tendência da puberdade prematura neste último século, o Dr. Robert Sprinkle, médico e professor da Universidade de Maryland, constatou que a mudança do clima e a iluminação artificial podem ser os mais recentes elementos responsáveis pelas mudanças púberes precoces. Ele escreve que "é improvável que a toxidade assuma o papel principal – são casos isolados aqui ou ali, mas nada muito freqüente".

Temos razões para nos preocuparmos, mas não nos alarmarmos com a puberdade precoce, mesmo que nós, pais, pouco pos-

Corpo e mente: como criar filhos saudáveis

samos fazer a respeito. Os pesquisadores sabem que as meninas que entram mais cedo na puberdade provavelmente iniciarão mais cedo a vida sexual. O uso abusivo de drogas é mais provável entre meninos e meninas que se desenvolvem mais cedo. Se seu filho entrou na puberdade mais cedo, é importante que você leia nos próximos capítulos as seções sobre atividade sexual e uso de drogas. A menarca em meninas muito novas também é um conhecido fator de risco de câncer de mama na vida adulta.

Mas o fato de seu filho entrar na puberdade mais cedo do que você justifica a sua ansiedade e a ação como pai ou mãe? Na maioria dos casos, não. A diminuição média de dois ou três meses nos últimos trinta a quarenta anos não é motivo para alarme, especialmente porque faz parte da tendência das últimas décadas de que a puberdade se inicie mais cedo. Se seu filho já apresenta alguns pêlos púbicos e axilares antes dos 9 anos de idade, ou se sua filha começou a desenvolver pêlos púbicos e seios antes dos 7, consulte o pediatra – que provavelmente encaminhará o caso ao endocrinologista, como recomenda um artigo de 1999 publicado pela prestigiada *Pediatrics*. (A recomendação que todos nós deveríamos seguir, segundo a American Association of Pediatrics, é levar os filhos ao pediatra anualmente, ou fazer exames de rotina, até os 21 anos, por uma série de razões.) A aplicação de injeções bloqueadoras da puberdade está se popularizando, mas recomendo buscar uma segunda opinião antes de optar por esse tipo de tratamento, pelos efeitos colaterais. E, quanto a alimentar nossos filhos com leite, ovos, frangos e carnes orgânicos – que sem dúvida é melhor para os animais em questão e reduzirá a exposição da criança às químicas presentes na ração de gado –, provavelmente não mudará nada com relação à puberdade.

O que os pais do século XXI precisam saber

Um dos fatores que está relacionado ao desenvolvimento púbere nas meninas é o peso – meninas mais gordas menstruam mais cedo que as magras – e não é novidade para ninguém que há uma crise de obesidade infantil, não é?

Problemas de peso

Diante de tantas matérias que saem na mídia sobre obesidade infantil, eu até poderia pensar que metade das crianças do país estaria acima do peso. Mas a realidade me surpreendeu: como pude constatar através do índice de massa corporal, apenas 13% dos alunos do ensino médio podem ser considerados gordos. Em 2003-2004, 17% das crianças entre 2 e 19 anos estavam acima do peso, segundo um levantamento feito pelo governo desde os anos 1960. Em 1980, só 5% das crianças nessa mesma idade estavam acima do peso. Vê-se, aqui, como a interpretação das estatísticas pode fazer diferença. Para ser mais explícita, mais de oito em dez crianças e adolescentes americanos não estão acima do peso.

Os desafios do século XXI

Não é motivo de preocupação que menos de uma criança em cinco esteja acima do peso, especialmente se não for o nosso filho. Crianças com sobrepeso correm mais risco de ter colesterol alto e alto teor de açúcar no sangue, ambos fatores de risco para doenças cardíacas no adulto. As conseqüências muito mais imediatas são a discriminação e o estigma sociais que essas crianças irão enfrentar se pesarem mais que os colegas. E é aqui que você entra. É importante conversar com os filhos sobre alimentação saudável e a prática de exercícios e, se eles estiverem acima do peso, ter a sensibilidade de saber como isso os afeta socialmente. Um amigo que

Corpo e mente: como criar filhos saudáveis

era gordo na infância diz que não precisava ouvir sua mãe dizer que ele estava muito gordo – ele sabia muito bem. Mas precisava do apoio dela para lidar com o problema. As pesquisas corroboram esse fato. No artigo "Obesity" publicado em outubro de 2006, mais de 3 mil adultos gordos contaram como reagiam às experiências de estigma e discriminação: comendo.

Auto-imagem distorcida

Os jovens estão se sentindo mais gordos do que realmente são. Entre os alunos do ensino médio, quase a metade relatou que está tentando emagrecer. As meninas têm o dobro de probabilidade de fazer dietas, mas um terço dos meninos também está tentando emagrecer. (De modo geral, a porcentagem de adolescentes que se descrevia como gordos em 1991 permanece estável em um terço, segundo os CDCs, mas a porcentagem dos que estão tentando perder peso aumentou de 41,8% para 45,6%.) Não era muito comum naquela época os pais revelarem que seus filhos *pré-adolescentes* estavam tentando emagrecer. Um estudo patrocinado pelo Magellan Health Services concluiu que oito em dez meninas da 5ª série fazem regime; em uma pesquisa *online* realizada pela revista *Good Housekeeping*, um terço das meninas do ensino fundamental está comendo menos, sem que as mães saibam.

A crise de obesidade entre os adultos

O aumento dos índices de obesidade infantil não se compara ao aumento de obesidade entre os adultos. No final dos anos 1970, apenas 15% dos pais eram considerados obesos; hoje, quase um terço dos adultos é obeso, e mais de seis em dez americanos adultos estão acima do peso. Apesar da crise de obesidade nos últimos

O que os pais do século XXI precisam saber

anos, a popularidade das dietas como a Atkins e a South Beach, além das últimas campanhas do governo americano, a obesidade continua aumentando entre os adultos – tanto que é corretamente considerada uma epidemia. Em agosto de 2006, foi divulgado um novo relatório (estranhamente chamado de "F as in Fat", ou "G de Gordo") sobre o aumento da obesidade em adultos nos últimos anos, em 31 estados. Eles abrem caminho para as crianças, mesmo servindo de exemplos que não queremos que elas sigam. Como escreveu Michael Males, em um artigo de 2003 na *Youth Today*: "Nós, pais, engordamos muito rápido, e nossos filhos, mais devagar... O problema não é os filhos gordos se tornarem adultos gordos, mas adultos gordos criarem filhos à sua própria imagem".

Nossa! Você pode se chocar com essa declaração, mas o Relatório Sobre Obesidade publicado pelo U.S. Surgeon General em 2001 reconhece a mesma coisa sem ser tão direto. Uma das recomendações é "educar os pais para ser bons modelos, adotar hábitos alimentares saudáveis e praticar atividade física regularmente, de modo a que seus filhos tenham hábitos saudáveis para toda a vida".

A escola ajuda ou atrapalha?

Nos últimos anos, as instituições escolares têm ajudado as crianças a comer melhor. Greg reclama que não tem mais *chips* nem sorvetes nas lanchonetes, embora ele goste daqueles *wraps* que substituem os sanduíches. Acho uma ótima idéia retirar máquinas de refrigerante das escolas. Mas, francamente, algumas providências que estão sendo tomadas não me parecem apenas uma bobagem, mas contraproducentes. Em algumas escolas americanas, as crianças têm códigos de barra no tíquete do lanche para que os pais controlem o que elas estão consumindo

Corpo e mente: como criar filhos saudáveis

na lanchonete. Vocês se esqueceram que as crianças trocam lanches no recreio? Outras escolas medem regularmente o índice de massa corporal dos alunos e incluem a informação nos boletins trimestrais. Para que assumir esse papel? Outras escolas proíbem os pais de levar bolos e doces nas festas de aniversário. Outro dia me contaram sobre uma escola em que os pais tinham de pedir autorização na diretoria para fazer a festinha de aniversário. A escola da minha cidade proibiu a venda de tortas, e os pais não sabem mais o que fazer para recuperar a fonte de renda fácil para as atividades escolares. Concordo com o pai que disse em uma reunião que os adolescentes estão dirigindo carros, namorando, votando, servindo ao exército e até engravidando – e não confiamos neles diante de um mero pedaço de bolo.

De qualquer maneira, comer bolo na escola dificilmente explicaria porque uma em seis crianças americanas estaria acima do peso. (E as outras cinco que não estão?) O fato é que a boa alimentação e a prática de exercícios são hábitos aprendidos em casa; acho improvável que uma criança que aprendeu a comer bem em casa, cujos pais sejam modelos de comportamento e de opções alimentares saudáveis, vá se tornar obesa porque comeu um saco de *chips* na hora do lanche.

Menos brincadeiras

Um dos principais fatores para o aumento de peso entre crianças é que, apesar da oferta praticamente infinita de esportes organizados, elas não estão se exercitando o suficiente – muito menos do que nós, na idade delas. A última *Dietary Guidelines for Americans* recomenda que elas se exercitem pelo menos uma hora diariamente e que limitem o tempo que passam diante da

O que os pais do século XXI precisam saber

tevê e da tela do computador (mesmo que, como veremos adiante, o alto consumo de mídia não possa ser responsabilizado pelo menor envolvimento dos jovens em atividades físicas. Falarei sobre assistir a televisão e o consumo de outras mídias no capítulo 9 e discutirei algumas razões para limitar as atividades externas, no capítulo 8). As crianças de hoje têm menos aulas de educação física, vão menos à escola de bicicleta e brincam menos na rua do que seus pais. Fiquei surpresa ao saber que quase a metade dos alunos do ensino médio não tem aula de educação física; não admira que façam tão pouco exercício.

Você deve se lembrar quando ia andando ou de bicicleta para a escola. De acordo com o Institute of Medicine, em 1969, nove entre dez crianças que moravam a menos de um quilômetro de distância da escola iam andando ou de bicicleta. Trinta anos depois, apenas uma em cinco crianças vai andando, e apenas uma em vinte vai de bicicleta para a escola. É uma queda importante, e, como veremos no capítulo 8, uma mudança provavelmente motivada pelo medo exagerado dos pais de que seus filhos sejam abordados por estranhos. Ainda mais drástica é a diminuição da quantidade de tempo que as crianças brincam na rua: apenas *18 minutos por semana*, em média (isso mesmo, por semana). Menos de uma em dez crianças (8%) brinca na rua diariamente.

Nossos medos exagerados e o desejo de controlar os filhos estão limitando as atividades físicas das crianças também de outra maneira. Instituições escolares, de Massachusetts à Carolina do Sul e ao Estado de Washington, baniram a brincadeira de pique no pátio, bem como o handebol e o *dodgeball*, jogo semelhante à queimada. Os diretores alegam que as crianças podem se machucar nesses jogos, e um declarou em um programa de rádio que

Corpo e mente: como criar filhos saudáveis

é para proteger a auto-estima da criança. Afinal, quem sempre sobra como "alvo"' pode se magoar. Ora, ora! Será que nossas crianças são tão frágeis que temos de protegê-las até das brincadeiras infantis? (Digo isso como aquela menina que era sempre a última a ser escolhida para completar o time. Eu ficava magoada, claro, mas aprendi a compensar de outras maneiras.)

Você pode ser a magrinha

É incrível notar que, embora o número de jovens acima do peso esteja aumentando, muitos estão se esforçando para emagrecer mais e mais. Não é tão incomum que as meninas dos grupos de jovens com os quais me reúno reclamem de estar gorda, que seus quadris (ou outras partes do corpo) estão muito grandes, mesmo que sejam perfeitas. Já ouvi meninas em lojas de roupas dizerem com todas as letras que não comprariam determinada calça ou blusa porque teria de ser tamanho M. A porcentagem de estudantes que se descreve pouco ou muito acima do peso não mudou desde 1991; cerca de uma em três adolescentes se descreve dessa maneira desde 1991, embora os dados do governo norte-americano indiquem que metade desse número esteja realmente acima do peso, de acordo com os médicos.

Algumas jovens estão tomando medidas extremas para perder peso, em geral inutilmente. Mais de uma em dez adolescentes admitem ter jejuado por mais de um dia para emagrecer; 6% tomam remédios moderadores de apetite sem receita médica; e uma em vinte vomita ou toma laxante para emagrecer. O recurso do vômito e dos laxantes é quase três vezes superior entre as meninas do que entre os meninos, e, embora a porcentagem entre os que adotam essas práticas não seja desprezível, não aumentou desde

O que os pais do século XXI precisam saber

1991: cerca de 4,5%. O comportamento dietético extremo começa cedo em algumas crianças: 4% das que estão na 6ª série admitem tomar pílulas, pós ou líquidos para emagrecer sem receita médica (e provavelmente sem que os pais saibam).

Anorexia e *bulimia* não são palavras que eu tenha conhecido já adulta, mas não conhecia ninguém que sofresse disso. Nunca vomitei nem tomei laxante, mas me lembro que no início da adolescência vivia fazendo dietas tomando bebidas sem açúcar. Também me lembro de uma amiga que tomava laxante sem que os pais soubessem, antes de algum baile ou um encontro importante. Jane Fonda, em suas memórias *My life so far* (*Minha vida até agora*), descreve seus quarenta anos de vômitos e laxantes, e revela que essas medidas tão drásticas para controlar o peso remontam à antiga Roma. Anorexia e bulimia não são novidade.

O que talvez você não saiba é que, apesar do fascínio da nossa cultura por celebridades magras, o número de jovens que sofre de distúrbios alimentares é pequeno: apenas três entre cem exibem sintomas de anorexia, e uma em cem de bulimia e outros distúrbios de ordem alimentar; os meninos representam um quarto do índice de anorexia e um décimo do índice de bulimia. A incidência de distúrbios alimentares, particularmente a anorexia, especialmente entre meninas de 15 a 24 anos, aumentou significativamente entre as décadas de 1930 e 1970, mas provavelmente se mantém equilibrada desde então. Em outras palavras, apesar de toda a atenção da mídia, o problema não é novo e as modelos supermagras de hoje em dia não são as únicas culpadas.

Mas os distúrbios alimentares são *muito* sérios. De acordo com a National Association of Anorexia Nervosa e Associated Disorders, 86% de todas as pessoas que têm distúrbios alimentares di-

Corpo e mente: como criar filhos saudáveis

zem que a doença apareceu antes dos 20 anos, sendo que 10% já exibiam sintomas aos 10 anos de idade e mesmo antes. Só a metade das pessoas com distúrbios alimentares se cura. Cerca de 6% morrem. Na verdade, é o mais alto índice de mortalidade entre os distúrbios mentais. Lembro-me de uma mulher contando a agonia que sentia de ter de implorar à filha adolescente que tomasse ao menos alguns goles de água, antes de a menina ser hospitalizada. Em muitos casos, a internação é a única solução.

Em matéria recente, a *Newsweek* mostrou que a idade média das jovens pacientes anoréxicas nos hospitais caiu para oito anos. Embora se convencione que a anorexia é um distúrbio relacionado aos modelos culturais de beleza e aos padrões de perfeição entre as jovens, os cientistas acreditam que se trate de um problema genético, mais relacionado com a química cerebral. Cynthia Bulike, diretora do programa de distúrbios alimentares da Universidade da Carolina do Norte, disse à *Newsweek*: "O ambiente dispara o gatilho, mas são as vulnerabilidades latentes na criança que carregam o tambor". Em outras palavras, as jovens se deixam impressionar pelas fotos de meninas extremamente magras que saem na mídia e pelas fortes pressões ambientais, e só uma pequena porcentagem continuará apresentando sintomas diagnosticáveis de distúrbio alimentar.

Os pais influenciam a obesidade e os distúrbios alimentares nos filhos com seus próprios comportamentos, mas, nos casos mais graves, a genética fala mais alto. Por exemplo, o peso da criança ao nascer e o peso ganho no primeiro ano de vida são os indicadores mais claros de quem estará acima do peso na infância. Mas resta uma questão: por que nem todas as crianças com predisposição genética tornam-se obesas ou desenvolvem distúrbio alimentar?

O que os pais do século XXI precisam saber

O que os Pais Afirmativos podem fazer?

Saiba que o tipo de criação faz toda a diferença no peso da criança. Em um estudo publicado na *Pediatrics* em junho de 2006, os pesquisadores concluíram que Mães Autoritárias tinham quatro vezes mais probabilidade que as Mães Afirmativas de ter filhos gordos já no 1º ano escolar. As Mães Permissivas tinham o dobro de probabilidade que as Mães Afirmativas. A chefe da pesquisa, Dra. Kyung Rhee, sugeriu que os Pais Afirmativos ajudam os filhos a tomar boas decisões sobre alimentação e exercícios, e que os pais mais rígidos fazem com que os filhos usem a comida como forma de compensação. Ao ser entrevistada sobre o artigo, ela sugeriu que os pais estabeleçam regras alimentares, como consumir ao menos um tipo de legume a cada refeição, mas as crianças devem escolher os legumes e quanto querem comer.

Então, o que você faria se achasse que seu filho está comendo bem ou mal? Os especialistas recomendam que os pais jamais obriguem uma criança gordinha a fazer dieta sem acompanhamento e aconselhamento médicos. Em muitos casos, as crianças só "ganham" peso à medida em que se aproximam da puberdade. Não é verdade que a criança gorda será necessariamente um adolescente gordo se não fizer dieta. É importante lembrar aos pais de pré-adolescentes gorduchos que nos anos que antecedem a puberdade é normal ganhar peso. Nessa fase, os ossos engrossam, o coração e o cérebro aumentam de tamanho, os músculos se fortalecem, e o aumento de peso não só é esperado como necessário. Além disso, uma dieta pode provocar reações no cérebro que dêem início a distúrbios alimentares.

O Dr. Craig Johnson, diretor de um programa de distúrbios alimentares em Tulsa, Oklahoma, aconselhou aos leitores da

Corpo e mente: como criar filhos saudáveis

Newsweek: "Se você tem anorexia na família e sua filha de 11 anos quer fazer dieta e ao mesmo tempo entrar na equipe de trilheiros, tenha cuidado". Essa menina precisa ter uma alimentação saudável, exercitar-se moderadamente e manter uma dieta apropriada para treinar durante três horas todos os dias.

É mais fácil ensinar atitudes e comportamentos alimentares saudáveis aos nossos filhos desde cedo, porque fica muito mais difícil quando os padrões já estão solidificados. Mas, caso eles já estejam se aproximando dos últimos estágios da adolescência, tanto neste como em outros assuntos, você deve preferir um "grupo de aconselhamento" à "banca de diretores". Muitos pais me procuram para se queixar das filhas adolescentes que estão muito acima do peso. Em um dos casos, a mãe chegou a tirar comida do prato da menina; em outro, os pais não sabiam mais o que fazer; já tinham levado a filha à nutricionista para controlar o consumo, e ela continuava engordando; em outro caso ainda, a menina de 15 anos tinha de pedir permissão para tomar uma lata de refrigerante. Todos esses pais só queriam que as filhas emagrecessem. E todas as filhas comiam quanto quisessem se ninguém estivesse olhando. O fato é que ninguém é obrigado a emagrecer se não estiver motivado. As mulheres sabem que seus maridos só emagrecerão se quiserem, não importa quanto falem ou sirvam refeições de baixa caloria; o mesmo se aplica aos adolescentes. Funciona muito mais deixar que eles encontrem suas próprias soluções para o problema de peso. E, é claro, também como em outros assuntos, as avaliações médicas e psicológicas são extremamente importantes. Veja o que você pode fazer:

1. Ser um modelo de alimentação saudável e praticar exercícios
Há muitas recomendações para prevenir a obesidade e os dis-

O que os pais do século XXI precisam saber

túrbios alimentares em jovens, bem como recomendações para os dois extremos do espectro. Isso inclui uma imagem saudável, boa alimentação e exercícios para todos os membros da família. Em geral, enfatizam o papel do modelo familiar e examinam como pensamos, agimos e nos comportamos diante das nossas medidas, do nosso peso, da nossa auto-imagem. Em outras palavras, o que os pais devem fazer é eles próprios comerem bem, praticarem exercícios regularmente e criarem um ambiente propício para que os filhos os imitem. Sendo modelos de atitudes saudáveis em relação à comida e ao peso, teremos filhos saudáveis e tomaremos as atitudes acertadas se tivermos problemas de peso. Afinal, são os adultos que levam os filhos às lanchonetes (embora, como veremos na discussão sobre *marketing* viral, as lojas de *fast food* fazem tudo para atrair as crianças).

Os especialistas em obesidade e em distúrbios alimentares aconselham a jamais usar a comida como forma de recompensa, conforto ou punição. Exigir que as crianças limpem o prato quando elas não têm fome é um comportamento autoritário que deve ser abandonado; repetir a sobremesa por tirar nota boa na prova é a medida mais usada pelos Pais Permissivos. Mas devemos ensinar aos nossos filhos que comer é principalmente alimentar-se, e não uma recompensa emocional.

2. Não fazer comentários negativos sobre o próprio corpo

Devemos evitar fazer comentários negativos sobre o nosso corpo e o nosso peso na frente das crianças, e examinar melhor o que a National Eating Disorders Association chama de *pesismo*. De acordo com o Dr. Michael Levine, dessa mesma associação, as crianças devem ser incentivadas "a avaliar e a resistir às distorções

Corpo e mente: como criar filhos saudáveis

que a televisão, as revistas e outras mídias fazem da diversidade do corpo humano, sugerindo que o corpo magro é sinônimo de poder, beleza, popularidade e perfeição".

3. Prevenir os filhos contra o poder da publicidade

Os estudos sobre a obesidade na infância e na adolescência costumam sugerir que o tempo que as crianças passam na frente da televisão deve ser limitado. Segundo uma publicação da Kaiser Family Foundation, a "maioria das pesquisas científicas indica que as crianças que passam mais tempo diante dessa mídia têm mais probabilidade de engordar". O princípio é que elas passam muito tempo na frente da televisão e se exercitam menos. Mas o fato é que crianças que assistem mais a televisão não se exercitam menos que outras, e a média de horas por semana que elas passam diante da televisão diminuiu quase uma hora desde 1981.

Por outro lado, os pesquisadores acreditam que é o tempo de exposição das crianças à publicidade e ao *marketing* dos alimentos por meio da mídia que estaria por trás dessa correlação. Uma criança típica vê 40 mil anúncios de televisão por ano, e a maioria dos anúncios veiculados em canais voltados para os pequenos é de balas, cereais, refrigerantes e sanduíches. Assisti recentemente ao programa *Dateline* em que as crianças de 2 anos identificavam rapidamente os arcos do McDonald's. Muitos dos personagens que as crianças mais apreciam têm a forma de produtos alimentícios. No supermercado que freqüento encontrei macarrões e queijos Bob Esponja, cereais Piratas do Caribe e barrinhas de frutas Dora, a Exploradora. (Segundo informações da National Public Radio, você gastará mais de 3 mil dólares para comprar todos os produtos Dora!) Toda essa propaganda e o uso de personagens visam,

O que os pais do século XXI precisam saber

segundo a própria indústria da publicidade, desenvolver a "capacidade de exigência" – as crianças exigem que os pais comprem os produtos que são anunciados na televisão. Já em 1750 a.c. o Código de Hamurabi tornava crime punível com a morte vender qualquer coisa às crianças sem antes obter uma autorização. Hoje é diferente. Se os anúncios de televisão já eram preocupantes nas décadas de 1980-1990, hoje os pais têm uma preocupação adicional: as propagandas *online* cujo alvo é a criança. Em um estudo de 2006 encomendado pela Kaiser Family Foundation foram encontradas 77 marcas direcionadas às crianças na Web. Esses sites eram visitados mensalmente por 12 milhões de crianças entre 2 a 11 anos de idade. Três quartos deles usam seus produtos e personagens em jogos *online*, como Chipa Ahoy Soccer Shoot Out, o M&M's Trivia Game e a sala infantil *online* da Coca-Cola.

Dois terços dos sites usam técnicas de marketing viral – eles oferecem às crianças *e-cards* ou e-cupons para mandar aos amigos, em alguns casos prometendo pontos extras e mais cupons para enviar a muitas outras crianças. Em um a cada quatro sites desses as crianças se associam, e em metade deles seu filho pode se inscrever sem a sua permissão. Uma razão a mais, como discutiremos em outro capítulo, para monitorar o uso que seu filho faz da Internet. Não admira que as crianças peçam comida e sanduíches pela marca!

4. Conversar com os filhos sobre alimentação saudável

Nossa melhor arma é usar as técnicas da Paternidade Afirmativa. Converse com seus filhos sobre alimentação saudável. Ensine a eles a ler os rótulos dos produtos para saber se são saudáveis. Ajude-os a entender que, se um produto traz termos como

Corpo e mente: como criar filhos saudáveis

"saudável" e "baixo teor de gordura" no rótulo não significa que seja mesmo. Conte a eles por que as empresas de alimentação usam personagens de desenhos animados para vender mais comida. Ajude-os a ver os comerciais com espírito crítico. Conheça os sites da Internet que seus filhos estão visitando. Procure evitar idas ao McDonald's e ao Burger King, ou vá apenas uma vez por semana. Para muitos pais, deixar as crianças comerem sanduíches é mais fácil do que decepcioná-las. Pais Afirmativos sabem que é melhor decepcionar temporariamente os filhos para que eles adquiram bons hábitos alimentares.

5. As refeições familiares devem ser rotineiras

Sobre esse assunto, as refeições em família são uma das ferramentas mais recomendáveis, seja para incentivar a alimentação saudável, seja para criar uma conectividade entre pais e filhos. Torná-las um hábito regular é a melhor maneira de controlar a obesidade e afastar as crianças mais vulneráveis dos distúrbios alimentares. Servir alimentos saudáveis em um ambiente agradável, e dar às crianças e adolescentes o direito de decidir o que e quanto elas querem comer, só reforçarão a sua Paternidade Afirmativa.

Em um estudo sobre como as crianças americanas usam seu tempo, a socióloga Sandra Hofferth concluiu que a quantidade de tempo que a família passa junto durante as refeições era o melhor indicador do bom desempenho escolar das crianças e do menor número de problemas comportamentais. Os jantares familiares são uma influência mais forte que a igreja, os esportes, os grupos de estudo, a escola e outras atividades. O estudo do National Adolescent Health constatou que os adolescentes que comiam com pelo menos um dos pais cinco ou mais dias por semana iam

O que os pais do século XXI precisam saber

melhor na escola, tinham menos problemas comportamentais, exibiam baixos índices de consumo de álcool e drogas e risco de suicídio, e começavam a ter relações sexuais mais tarde. Oito em dez pais acreditam que as refeições familiares são importantes, e em 60% dos lares as famílias fazem refeições conjuntas pelo menos cinco dias por semana. Em uma pesquisa realizada em 2006 pela *CBS/New York Times*, as famílias faziam refeições conjuntas em média cinco vezes por semana. Em 1979, na nossa infância e adolescência, a média eram três dias por semana. O tempo gasto nas refeições familiares diminuiu apenas uma hora e meia desde 1981, ou seja, de nove horas semanais para sete horas e meia.

Dependendo do estudo, porém, uma minoria de adolescentes – de um quarto a um terço – raramente come com a família ou come somente alguns dias por semana. Muitos pais me disseram que ou estão muito cansados para cozinhar ou que as atividades diferentes dos membros da família impedem de coordenar o horário de jantar. Obviamente, o que importa é fazer um esforço para que as refeições familiares sejam mais regulares, e não há nada de errado em servir comida pronta, saladas ou sanduíches. Em um trabalho recente para a escola, meu filho escreveu que teve que aprender a cozinhar porque estava farto dos pratos congelados da Lan Cuisine e de pizzas.

O que importa é sentar-se à mesa regularmente e conversar. Desligar a tevê durante a refeição é uma forma de melhorar a comunicação na família; mas os relatórios da Kaiser Family Foundation mostram que 63% das famílias deixam a tevê ligada durante as refeições. Sentar-se à mesa sempre no mesmo horário também ajuda; isso é mais comum entre famílias de baixa renda

Corpo e mente: como criar filhos saudáveis

do que entre as abastadas. Comportar-se bem à mesa e conversar faz diferença. Desligar iPods, celulares e televisão dá chance para que a família converse.

As refeições familiares são uma oportunidade de despertar o senso de gratidão e espiritualidade na casa. Muitas famílias fazem rápidos agradecimentos ou orações antes de comer. Em nossa casa, começamos as refeições com uma oração simples seguida pelo agradecimento de cada um ao que aconteceu naquele dia. Outra família amiga compartilha rotineiramente as dificuldades que cada um enfrentou no dia.

As refeições familiares também são uma oportunidade de conversar com os filhos e saber como eles estão. Muitas crianças se comunicam pouco com a família: apenas uma em quatro crianças de 6 a 12 anos disseram que a família se reúne para conversar durante a semana, e que as conversas duram em média 30 minutos – apenas 4 minutos por dia! Reservar um tempo para conversar sobre o que cada pessoa fez durante o dia é uma boa maneira de iniciar um assunto. Discutir os acontecimentos atuais em família é uma forma de mostrar aos filhos que você respeita as suas opiniões e pensamentos.

O problema dessas refeições familiares é que pais e filhos estão muito ocupados para planejar esses encontros, ocupados para cozinhar e ocupados para comer. Os pais me disseram que param em restaurantes para comprar comida entre os esportes e as aulas de música, e que cada membro da família tem a sua própria atividade. No próximo capítulo, veremos como é esta geração de filhos superocupados e superestressados e o que isso está causando.

TESTE O SEU FATOR MEDO

1. Em comparação a 1981, as crianças de hoje têm:

a. Mais tempo livre.

b. Menos tempo livre.

c. Mais ou menos o mesmo tempo livre.

2. Em comparação a 1981, as crianças de hoje se envolvem em:

a. Mais atividades semanais.

b. Menos atividades semanais.

c. Mais ou menos o mesmo número de atividades semanais.

3. Envolver-se em muitas atividades extracurriculares:

a. Faz mal às crianças.

b. Tem efeitos positivos.

c. Não interfere.

4. Os alunos que estudam em escolas particulares, em comparação com os que estudam em escolas públicas:

a. Terão maior renda.

b. Terão menor renda.

c. Terão rendas similares.

5. A maioria dos jovens:

a. É infeliz com a vida que tem.

b. É feliz com a vida que tem.

c. Gostaria que sua vida fosse diferente.

Respostas: 1.a; 2.b; 3.b; 4.c; 5.b.

············
Capítulo 4

O MITO DA GERAÇÃO
SUPEROCUPADA E SUPERESTRESSADA

Sabemos que nossos filhos são superocupados e superestressados. Meu colega, o rabino Bob Orkand, sentiu necessidade de dedicar-se mais a um garoto de 12 anos que tinha problemas com a parte da Torá que tratava da sua preparação para o *bar mitzvah*. O menino disse ao rabino que não poderia ser fora da aula porque era muito ocupado. Bob insistiu. O garoto então abriu a mochila, tirou seu Palm Pilot e começou a procurar um dia vago na agenda. (Não se assuste se no final do dia cada membro da família conectar sua agenda eletrônica a um computador central para coordenar as agendas em conjunto.)

Não há dúvida de que a maioria de nós, nossos filhos, inclusive, seja muito ocupada e tenha a vida cheia. Mas a mídia vende a imagem de crianças e adolescentes superocupados, superestressados e superprotegidos – em outras palavras, um caos! Os pais são representados como "pais helicópteros" ou muito pouco envolvidos com a atividade dos filhos, desde o ensino fundamental até o ensino médio. Como essas questões se apresentam na vida real?

Fatos *vs* medos

Apesar das histórias na mídia e da nossa preocupação com o estresse das crianças e adolescentes, a maioria dos estudos indica que os jovens se sentem bem como são, com os pais que têm e a vida que levam. Sete em dez adolescentes, por exemplo, têm uma visão positiva do futuro e da família. Metade diz que é feliz.

E, embora os pais estejam sobrecarregados e se envolvam pouco, os jovens geralmente gostam deles. Um estudo feito em

O que os pais do século XXI precisam saber

2000 com 84 mil jovens do ensino médio constatou que 80% deles conversavam com um dos pais ou com ambos sobre os assuntos mais sérios; para 84%, os pais tinham dito que os amavam recentemente; 78% disseram aos pais que os amavam. Para mais de nove em dez, os pais se mostravam dispostos a apoiá-los, e 86% dariam notas A ou B a eles.

É bom lembrar que a preocupação com filhos superestressados e superocupados não é nova. O Dr. David Elkind escreveu o livro *The hurried child: Growing up too fast too soon* (*Sem tempo para ser criança*). Andree Brooks escreveu em 1989 um livro intitulado *Children of fast track parents* (*Filhos de pais apressados*) que descreve como os pais preocupados com o sucesso pressionam os filhos a serem bem-sucedidos. Hoje, há milhares de artigos sobre crianças superocupadas e jovens que correm da escola para as atividades esportivas, destas para a igreja, para o trabalho voluntário, e assim por diante. Isso implica que os pais estão obrigando os filhos a fazer tudo isso, e que, em comparação a nós, é essa a razão de as crianças de hoje serem superocupadas e superestressadas.

São muitas horas

O trabalho pioneiro da Dra. Sandra Hofferth nos permite ter idéia de como as crianças de 6 a 12 anos estão usando o seu tempo nos últimos 25 anos. Ela começou esse estudo quando ainda cursava a Universidade de Michigan; hoje é professora do Departamento de Estudos da Família da Universidade de Maryland, em College Park.

A semana da criança é tomada por atividades necessárias como dormir, comer, ir à escola e com os cuidados pessoais. As crianças do ensino fundamental passam grande parte da semana dormindo

O mito da geração superocupada e superestressada

(pouco mais de 69 horas em 2003 e mais de 65 ½ horas em 1981, em comparação às 70 horas em média entre os adultos), na escola (33 ½ horas em 2003 e mais de 29 horas em 1981) e envolvidas em cuidados pessoais (quase 8 horas por semana em 2003, mais de 6 ½ horas em 1981). Depois de dormir e de freqüentar a escola, a atividade mais freqüente é assistir a televisão (13 ½ por semana), que despencou drasticamente das 20 horas passadas na frente da tevê em 1981. Antes de reclamar que seus filhos ficam 13 horas por semana na frente da tevê, lembre-se de que os adultos passam, hoje, em média, 19 horas por semana assistindo a televisão.

O tempo livre que as crianças têm para praticar outras atividades diminuiu, mas não mais que 4% desde 1997. Hoje, as crianças de 6 a 12 anos têm, em média, quase 7 horas por dia de tempo livre para usar como quiserem; afora a diferença de alguns minutos, não mudou muito durante os últimos vinte anos. Essa pequena diferença se deve às crianças dormirem mais e ao maior tempo que elas passam na escola, e não porque tenham mais atividades organizadas. De fato, apesar de tantas histórias mostradas pela mídia sobre crianças muito mais ocupadas, esses estudos intensivos mostram que elas têm, em média, menos que cinco atividades diárias durante a semana e uma atividade a menos no fim de semana que as crianças de 1981.

Mas há diferenças na maneira como os nossos filhos estão se ocupando no seu tempo livre em comparação às crianças de trinta anos atrás. Eles passam mais tempo estudando, em atividades artísticas e participando de grupos de jovens. Mas dedicam menos tempo à educação religiosa. Embora estejam brincando pouco menos de 9 horas por semana, brincam uma hora e meia a mais do que crianças de 9 a 12 anos o faziam em 1981. Apenas cinco minu-

O que os pais do século XXI precisam saber

tos por semana em média são dedicados aos *hobbies*, e apenas uma hora e meia são ocupadas com leitura.

Boas notícias

Ao contrário dos alertas da mídia sobre "crianças superocupadas", a pesquisa mostra que envolvimento em atividades variadas faz bem às crianças e aos adolescentes. A maneira como elas usam seu tempo livre faz diferença em certos setores da vida delas, mas não tanto quanto se imagina. Por exemplo, dedicar mais tempo à leitura leva a altos índices de realização. E a quantidade de tempo que a criança passa assistindo a tevê, estudando, brincando, criando e se dedicando a outros *hobbies* não está associada a problemas externos, como se comportar mal na escola, ou a questões comportamentais internas, como ansiedade e depressão. Em uma revisão da literatura, a organização sem fins lucrativos Child Trends concluiu que as atividades extracurriculares contribuem para que as crianças desenvolvam habilidades sociais, melhorem o relacionamento com os colegas e os adultos, e saiam-se melhor na escola. Contribuem para aumentar a autoestima, diminuem o consumo de álcool e substâncias tóxicas e aumentam a competência social. E facilitam a vida dos pais, algo que sete entre dez pais que trabalham fora dizem necessitar.

O Search Institute, outra instituição de pesquisa sem fins lucrativos especializada em crianças e adolescentes, concluiu que adolescentes "saudáveis, bem cuidados e responsáveis" se envolvem ativamente em atividades escolares, comunitárias e religiosas. Em estudos com mais de 350 mil jovens, eles concluíram que os jovens mais ativos têm mais de 17 horas de atividades semanais, além do tempo que passam na escola. Esses jovens passam, em média, três horas por semana em

O mito da geração superocupada e superestressada

atividades criativas, três horas em programas para jovens e uma ou mais horas em instituições religiosas; além disso, lêem por prazer três ou mais horas por semana. E os jovens estão escolhendo as próprias atividades; no estudo realizado pela professora Suniya Luthar da Universidade de Columbia, nove em dez jovens a partir da 6ª série nunca foram obrigados pelos pais a fazer algo que não quisessem, como ter aulas de música, praticar um ou outro esporte ou ir a clubes.

Como comentei brevemente no capítulo anterior, muitas crianças americanas estão dedicando mais tempo aos esportes organizados, talvez porque os pais saibam que é a melhor maneira de seus filhos fazerem exercícios físicos. Mas o que eles talvez não saibam é que o número de horas que as crianças passam em esportes organizados alcançou o pico na década passada e vem caindo desde então. Em 2002, despencou a níveis similares aos de 1981.

Para as meninas, as mudanças foram mais dramáticas desde que eu era criança em 1960, quando só aquelas com mais inclinação atlética praticavam esportes organizados. A emenda Title IX, aprovada em 1975, fez diferença na abertura dos esportes para as meninas, já refletida nos números de 1981. A quantidade de meninas jogando em times aumentou significativamente desde 1970. Nas atuais escolas de ensino médio é possível encontrar times femininos de hóquei e futebol.

A boa notícia é que os esportes organizados são uma forma de as crianças e os adolescentes praticarem atividades físicas. Se não somos mais "mães de futebol", somos mães e pais de jogadores de basquete, beisebol e de ginastas. Em nível nacional, mais da metade dos alunos do ensino médio (56%) jogam em um ou mais times, e 60% dos meninos e 50% das meninas integram equipes. A proporção de crianças em equipes esportivas é ainda mais alta

O que os pais do século XXI precisam saber

entre as menores: são 60% entre 6 e 12 anos de idade praticando esportes. Bem mais do que nós, quando éramos crianças, mas não muito mais que o pico, em 1997.

Alguns pais me confidenciaram temer que seus filhos passem tempo demais nos esportes organizados quando deveriam estar apenas brincando ou passeando. Embora seja uma preocupação justa, desde que haja moderação e nenhuma insistência da parte dos pais para que os filhos vençam a qualquer custo, participar de esportes faz bem aos jovens. De fato, a prática de esportes está relacionada a menos problemas comportamentais e ao bom desempenho acadêmico. Quanto mais ativos forem os jovens, melhor para eles.

Mas os esportes organizados para os jovens já foram injustiçados. Saiu muita matéria na mídia entre os anos 1990 e o início de 2000 sobre pais que se envolviam demais no desempenho dos filhos; foi quando o termo "mãe de futebol" entrou para o nosso vocabulário. Lembra-se daquele pai de Masachusetts, Thomas Junta, que em 2001 matou o treinador de hóquei do filho de 10 anos, Michael Costin, porque este tinha xingado seu filho em campo? A situação é extrema, mas muita gente tem histórias para contar sobre o comportamento dos pais nas quadras. Algumas ligas menores chegaram a aplicar políticas de "espírito esportivo" aos pais dos jogadores. Eu mesma já vi muitos gritando com o filho por um erro ou outro no campo, embora seja mais freqüente vê-los abraçando e consolando as crianças por perderem gols.

Os desafios do século XXI

Apesar das boas notícias, há desafios reais no mundo de hoje que podem ter efeito deletério na vida de nossos filhos. Para começar, apesar de praticarem esportes, as crianças de hoje passam

O mito da geração superocupada e superestressada

muito menos tempo brincando fora de casa do que nós. Em 2003, apenas uma em dez crianças brincava na rua durante a semana. A quantidade de tempo que as crianças passam brincando na rua vem diminuindo consistentemente desde 1981 (são só 46 minutos em média por semana entre as crianças de 9 a 12 anos) e caiu para 18 minutos na última década. Não só parece que as nossas crianças brincam menos fora de casa do que nós; elas brincam menos mesmo. Falarei mais no capítulo 8 sobre como nossos medos exagerados com a segurança dos filhos os estão prendendo dentro de casa desnecessariamente e causando o que o autor e promotor da infância Richard Louv chamou de "distúrbio de déficit de natureza".

Pais superestressados, filhos idem

Talvez a preocupação com nossas crianças e adolescentes superocupadas e superestressadas se deva ao fato de sermos superocupados e superestressados. Mas a distância entre trabalho e casa certamente diminuiu com o advento do e-mail, Blackberries, organizadores pessoais e os computadores. Em um programa noturno que conduzi recentemente em uma escola particular, duas mulheres usaram seus Blackberries durante toda a minha apresentação. Hoje peço à platéia que desligue celulares e Blackberries. A sua vida é muito estressada? E você se estressa muito com o desempenho de seus filhos?

A ênfase exagerada no desempenho dos filhos

A ênfase exagerada que damos hoje ao desempenho dos nossos filhos, se comparada às gerações anteriores, pode explicar muita coisa sobre a forma como eles estão ocupando o seu tempo. A importância que damos ao desempenho escolar, como se vê na

O que os pais do século XXI precisam saber

Lei "Nenhuma criança pode ficar para trás", talvez seja responsável pelo prolongamento do período escolar, bem como a maior quantidade de lições de casa. Quando meu filho cursava a 6ª e 7ª séries, chegava a passar duas a três horas fazendo lição de casa.

No ano 2000, o psiquiatra infantil Dr. Alvin Rosenfeld foi co-autor do livro *The over-scheduled child: Avoiding the hyper-parenting trap* ("A criança superocupada: como evitar a armadilha da super-paternidade"). Concordo quando ele diz que "os pais se tornaram o esporte mais competitivo do país". Para ele, hoje em dia, os pais se "envolvem demais em todos os detalhes da vida acadêmica, esportiva e social dos filhos. Enriquecem demais a vida dos filhos e os mantêm superocupados". Os professores nos chamam de "pais helicópteros", porque não saímos de cima. O reitor de uma faculdade comentou que nos últimos anos seus colegas passaram a chamar esses pais de "aerobarcos", por chegarem muito rápido onde os filhos estão. Muitos que já chegaram à faculdade enviam seus trabalhos por e-mail aos pais para serem editados. Um artigo de setembro de 2006 do Boston Globe incluiu declarações de reitores pedindo aos pais de calouros que se afastassem e incentivassem os filhos a resolver os próprios problemas. O envolvimento exagerado e a expectativa de sucesso já começam antes da faculdade. É bom participar da vida dos filhos, mas, se você não sair de perto deles, irá prejudicá-los de maneiras surpreendentes.

Por exemplo, em um estudo feito com adolescentes de um subúrbio abastado, os jovens que disseram que os pais os pressionavam para serem bem-sucedidos tinham muito mais chance de consumir bebidas alcoólicas e outras drogas. As pressões para o sucesso na escola são importantes prognósticos do uso de substâncias tóxicas. (Falarei mais sobre álcool e drogas no capítulo 7.)

O mito da geração superocupada e superestressada

Ironicamente, as pressões não levam ao sucesso acadêmico, como se vê pelas notas e os resultados dos testes, mas costumam causar angústia e o abuso de substâncias tóxicas, especialmente entre as meninas. O estudo conduzido pela Dra. Suniya Luthar descobriu que as meninas dos subúrbios que sofriam excessivas cobranças eram muito mais angustiadas e apresentavam mais problemas de comportamento. É verdade, segundo a psicóloga Alice Miller em seu maravilhoso livro *The drama of the gifted child (O drama da criança bem-dotada)*, que, se a criança acredita que os pais a valorizam mais por sj er competente do que por ser quem é, passa a confiar muito mais naquilo que faz do que em seu valor próprio. Os adultos também: quanto mais nos concentramos apenas em nossas realizações externas, em vez de em nossas metas pessoais, como autoconhecimento e bons relacionamentos, maior é o risco de desenvolvermos doenças mentais.

A ênfase exagerada no bom desempenho também se estende aos esportes organizados. Como já dissemos, as atividades esportivas têm muita coisa a oferecer: permitem que seu filho se exercite, desenvolva o espírito esportivo e de cooperação e se sinta parte de um grupo maior. Mas alguns pais exageram e forçam os filhos a praticar um único esporte quando ainda são pequenos, sonhando com campeonatos e bolsas de estudo, em vez de permitir que eles experimentem atividades diferentes ou que se aprofundem naquelas de que mais gostem. Muitos valorizam mais a vitória que a diversão; e os esportes se tornam então mais uma maneira de estressar e superocupar a criança. A atitude e o objetivo dos pais fazem toda a diferença.

Valorizar demais os esportes organizados tem ainda outro aspecto adverso: atrapalha as brincadeiras de seu filho com outras

O que os pais do século XXI precisam saber

crianças. Uma amiga contou-me que sua filha de 10 anos ficava depois das aulas para praticar *softball*. O time todo estava presente, o equipamento estava lá, mas o treinador não apareceu. Se isso tivesse acontecido na nossa infância, provavelmente formaríamos os times e jogaríamos de qualquer maneira. Mas hoje não é assim. As crianças se sentaram e esperaram até a hora de os pais virem buscá-las. Quando minha amiga perguntou à filha: "Por que vocês não jogaram?" A menina respondeu espantada: "Mãe, não tinha ninguém para nos organizar". Nossos filhos ganhariam muito mais se nós lhes déssemos oportunidades de "só jogar" com outras crianças sem o envolvimento dos adultos. Talvez a recente redução do tempo gasto em esportes organizados indique que os pais estão se dando conta disso. É uma esperança.

O estresse da admissão na faculdade

Em nenhum outro aspecto a importância que os pais dão ao desempenho dos filhos fica mais evidente que no competitivo processo de admissão à faculdade. Nos Estados Unidos, matricular os filhos nas melhores faculdades parece ser uma obsessão dos pais das classes médias e alta, especialmente os que vivem das costas Leste e Oeste. Os que moram nos estados centrais do país parecem mais imunes a isso. Seus filhos se satisfazem em freqüentar faculdades estaduais, que oferecem excelente educação a custos mais modestos.

O mesmo não se dá com quem vive em lugares como Fairfield County, em Connecticut, ou em Marin County, na Califórnia. Segundo artigo publicado em 21 de março no *New York Times*, os alunos que estão terminando o ensino médio e que se interessam pelas universidades mais seletivas se inscrevem hoje em mais de

O mito da geração superocupada e superestressada

dez universidades. Um orientador nos contou que um aluno se inscreveu em 28 escolas, e eu conheço gente que se inscreveu em mais de vinte. Compare com as três, quatro ou cinco que provavelmente você se inscreveu (lembro-me do mantra: uma para garantir, uma ou duas que eu gosto, mas não tenho certeza, e uma só para completar). Segundo esse artigo, as principais razões para tanto *frenesi* são "a ansiedade de ser ou não admitido, alimentada pelo *ranking* da escola, as notícias que saem na mídia e, geralmente, os pais. Alguns alunos fazem qualquer coisa para entrar em uma instituição renomada – até inscrever-se em muitas".

Veja o que um formando do ensino médio da minha cidade escreveu em seu trabalho final: "A maior pressão hoje em dia é entrar na faculdade. Mas você não precisa mais ter só boas notas; tem que ser perfeito. E não só isso; eles querem que a gente dê conta de tudo. Querem que a gente se apresente voluntariamente, faça os cursos do programa AP, pratique esportes e seja admitido nas escolas". E ele pergunta quase chorando: "Será que eles têm idéia do estresse e do aperto em que vivemos?".

Vale a pena exigir tanto dos filhos? Provavelmente não. Como diz uma matéria de capa da revista *Time*, "Quem precisa de Harvard?", há centenas de boas faculdades no país. O responsável pelas admissões em uma faculdade explica que "a universidade é uma aposta, e não um prêmio". O artigo lembra que pelo menos 70% dos alunos entram na primeira opção que escolhem. Cita também um estudo de 2002 do Quarterly Journal of Economics mostrando que "os alunos aceitos nas universidades de maior prestígio, mas que por várias razões escolhiam as menos seletivas, ganhavam em vinte anos exatamente o mesmo que os colegas de faculdades altamente seletivas".

O que os pais do século XXI precisam saber

O que os Pais Afirmativos podem fazer
Além de cuidar do próprio estresse, há muita coisa que os Pais Afirmativos podem fazer para que seus filhos não sejam superocupados e superestressados.

1. Valorizar as metas de aprendizado, não as metas de bom desempenho
A esta altura você já sabe que os filhos de Pais Afirmativos vão muito melhor na escola. Dois pesquisadores do Institute for the Academic Advancement of Youth da Johns Hopkins University fizeram um estudo sobre as metas de realização e perfeccionismo dos pais de filhos academicamente talentosos. Eles diferenciaram pais que valorizavam as metas de aprendizagem ("Dê o melhor de si", "Aprenda o máximo que puder nesse curso") dos pais que valorizavam as metas de desempenho ("Procure tirar A em todas as matérias"). E descobriram que os filhos destes últimos temiam cometer erros, tendiam a exibir o que eles chamaram de "perfeccionismo disfuncional" e duvidavam mais da própria capacidade.

Inversamente, os filhos de pais que valorizavam as metas de aprendizagem se saíam muito melhor na escola. Ao contrário do que se pensa, a maioria dos pais de jovens academicamente talentosos enfatizam as metas de aprendizagem: eles dão mais ênfase a que seus filhos entendam a matéria e demonstrem crescimento intelectual. Os pais com tendência perfeccionista adotam mais metas de desempenho do que de aprendizagem para os filhos, transmitindo a eles seu próprio estilo disfuncional de lidar com o erro. Os pesquisadores da Johns Hopkins concluíram que os "pais que encorajam a independência, mas estabelecem claros padrões para os filhos, e têm um estilo mais colaborativo [afirmativo], têm mais probabilidade

O mito da geração superocupada e superestressada

de que seus filhos se sobressaiam na escola. Esses pais são sensíveis às necessidades individuais e aderem às regras socialmente aceitas, por isso estabelecem tanto metas de aprendizagem quanto de desempenho para os filhos". Novamente, ser Afirmativo, e não Autoritário, ajuda os filhos a alcançar as metas que estabelecemos para eles. Por outro lado, Pais Permissivos, que acham que a escola é assunto dos filhos e preferem não se envolver, geralmente têm filhos que não se sobressaem academicamente.

Pense um pouco: que mensagens de sucesso escolar você está transmitindo a seus filhos? Baseadas em notas e classificações ou no prazer de aprender? E o que seus filhos acham?

2. Conhecer bem seus filhos

Algumas crianças precisam ser incentivadas a fazer qualquer outra coisa fora da escola; outras precisam ser refreadas. Na nossa casa, temos como diretriz praticar duas atividades organizadas por semana, além da escola e da igreja. Um dos meus filhos precisou de incentivo para cumprir essa meta; o outro precisou de ajuda para não desistir. Você conhece bem seus filhos. Oriente-os a escolher as suas atividades extracurriculares.

3. Dar tempo livre aos filhos

As crianças precisam ter tempo para escrever, brincar, pensar, sonhar, fantasiar e criar. Elas precisam ter tempo para, como disse Greg, "ficar à toa". Permitir que seu filho sinta e aprenda a lidar com o ócio é uma boa coisa. Tudo bem se as crianças não estiverem fazendo nada. Digo a meus filhos que não usem a expressão "estou entediado". Enfatizo que eles têm capacidade tanto de criar as próprias atividades quanto de simplesmente sentar, ouvir uma música e devanear.

O que os pais do século XXI precisam saber

Acho bom que as crianças e os adolescentes passem um tempo livre com os pais só relaxando e estando juntos, sem fazer nada. Não somos obrigados a planejar atividades familiares o tempo todo. Às vezes é bom para pais e filhos apenas ficar na sala lendo, jogando ou conversando. Algumas comunidades procuram ajudar as famílias a ter mais tempo livre. Desde 2003, por exemplo, a cidade de Ridgewood, em Nova Jersey, promove anualmente a Noite da Família, quando todas as instituições "apagam as luzes" e não há atividades programadas. É claro que uma única noite por ano não é tempo livre suficiente para estar ao lado dos filhos. Na minha comunidade, os religiosos estão trabalhando junto com as escolas e clubes esportivos para que as manhãs de domingo sejam uma "zona livre" de jogos e outras atividades. Estamos perdendo muitas crianças do ensino fundamental e médio para essas atividades nas manhãs de sábado e domingo, quando elas poderiam estar na igreja ou sinagoga tendo instrução religiosa.

4. Ser bom "esportista"

Os esportes são bons para os filhos – se eles gostarem. Ensine a eles que vencer não é o principal objetivo, e sim pertencer a um time. Os esportes ensinam as crianças a trabalhar em equipe, a praticar atividades físicas e a se sentir incluídos. Os pais devem incentivar os filhos a praticar as atividades que eles (e não os pais) escolherem, celebrar o sucesso, ser solidários nos fracassos e não criticar nem querer melhorar o desempenho deles. Deixe isso para os treinadores.

5. Deixar que o filho escolha a faculdade

Os pais podem ajudar os filhos a esclarecer dúvidas com relação a que curso superior escolher e quais as instituições de ensino mais

O mito da geração superocupada e superestressada

indicadas para cada caso, mas nunca impor determinada profissão. Conheço muitos pais que empurram seus filhos para escolhas de sua preferência, e depois os filhos acabam falhando, envolvendo-se com álcool e drogas, desenvolvendo problemas gástricos e emocionais etc. – um modo de fazer reconhecerem que fizeram por eles a opção errada. Se puder, tente evitar essa discussão com seu filho até que ele chegue ao colegial. Aproveite para visitar instituições de ensino com seu filho, estimule-o a assistir a uma aula em cursos que o interesse, mas deixe-o decidir quais os cursos gostaria de conhecer melhor. Explique ao seu filho que existe o curso certo para cada tipo de pessoa e que muitas vezes aquilo que é melhor para os amigos pode não ser o melhor para ele.

6. Envolver-se, conectar-se e impor limites aos filhos

Apesar de tantos relatos sobre o superenvolvimento dos pais, a grande ironia é que muitos se envolvem pouco, tanto logística quanto emocionalmente. Muitos trabalham fora quando os pré-adolescentes e adolescentes chegam da escola e têm de se manter ligados emocionalmente para garantir a segurança deles. Um quarto dos alunos da 6ª série, um quarto das meninas e quase a metade dos meninos da 7ª série disseram que nenhum adulto os supervisiona depois da escola. A não supervisão está relacionada a jovens angustiados, mais propensos a se envolver em comportamentos delinquentes e a consumir álcool e outras substâncias. Faz sentido: se não estamos em casa para olhar pelos filhos, é mais fácil que eles se metam em confusão. Novamente, é preciso encontrar um equilíbrio entre dar independência e se envolver na vida deles.

Tenho a sorte de há sete anos trabalhar em casa, mas se estou fora ministrando palestras ou trabalhando para a congregação,

O que os pais do século XXI precisam saber

Gregory sabe que deve ligar para mim ou para o pai no telefone celular assim que chegar da escola. A menos que eu esteja no meio de uma palestra ou de uma entrevista, atendo a essa ligação às 15h20. Ele não tem permissão para trazer amigos quando não estamos em casa, e tem uma lista de atribuições domésticas e lições de casa que devem ser feitas antes de assistir a tevê. Ele sabe quais são as conseqüências se a lição de casa não for feita: nós nos sentamos todas as noites para repassá-la junto com ele. Você pode estabelecer os limites que quiser, mas terá de ser firme e deixar claro para seus filhos que você se importa com o que eles fazem depois da escola, estando presente ou não.

É nossa responsabilidade como pais estabelecer limites para as atividades dos nossos filhos, tanto fora quanto dentro de casa. Precisamos estar ligados e envolvidos para saber se eles estão sobrecarregados, pressionados ou simplesmente esgotados. E também lembrar que às vezes é a pressão dos pais que provoca tanto estresse nas crianças e adolescentes.

A meta dos Pais Afirmativos é criar filhos que se sintam felizes como são e gostem da vida que levam. Infelizmente, muitas das nossas crianças e jovens apresentam distúrbios de aprendizagem, depressão e outros problemas de saúde mental. Não são problemas novos: tínhamos as mesmas coisas quando éramos crianças. A novidade são os diagnósticos mais claros, a melhor compreensão do processo de aprendizagem e de desenvolvimento do cérebro e a eficiência dos novos medicamentos. A boa notícia é que sabemos mais do que nossos pais sabiam, e podemos ajudar as nossas crianças a enfrentar esses problemas.

TESTE O SEU FATOR MEDO

1. A proporção de crianças e adolescentes que têm problemas de saúde mental é:

a. 1 em 2.

b. 1 em 4.

c. 1 em 5.

2. A proporção dos adolescentes que exibem sinais de depressão, hoje, se comparados a 1999 é:

a. Maior.

b. Menor.

c. A mesma.

3. A porcentagem de adolescentes que já pensaram seriamente em se matar, comparados com quinze anos atrás é:

a. Mais alta.

b. Mais baixa.

c. A mesma.

4. O uso de medicamentos indicados para regular o humor de crianças e adolescentes está:

a. Aumentando.

b. Diminuindo.

c. Não mudou.

Respostas: 1.c; 2.c; 3.b; 4.a.

Capítulo 5

CRIE FILHOS EMOCIONALMENTE SAUDÁVEIS: CONHEÇA-OS

Pais e especialistas sabem que os jovens entre 10 e 20 anos de idade pensam e sentem de maneira diferente que as crianças pequenas e os adultos. Em meados do século XX, o psicólogo Jean Piaget escreveu que as crianças pequenas são pensadores concretos, e que só passam a ser pensadores abstratos no final da adolescência. Em 1916, em um livro chamado *Adolescence*, G. Stanley Hall já escrevia sobre a *sobre a* "tempestade e estresse" da adolescência para explicar os picos e vales emocionais pelos quais os jovens passam. Os pais de jovens de 13 anos sabem que eles oscilam entre a maturidade e a irreflexão e passam da beligerância à impulsividade em questão de segundos.

Os jovens de hoje não são diferentes do que éramos na mesma idade. Mas, hoje, a neurociência – o estudo da biologia do cérebro – já nos permite entender como e por que os jovens pensam e agem. No relatório publicado pela National Campaign to Prevent Tennage Pregnancy (Campanha Nacional para a Prevenção da Gravidez na Adolescência), intitulado "O cérebro adolescente: um trabalho em andamento", lê-se: "Ao contrário do que se pensava, o cérebro não está praticamente desenvolvido no final da infância, e hoje sabemos que a adolescência é um período de crescimento e profundas mudanças também para ele. De fato, o cérebro de um jovem no início da adolescência comparado ao de outro no final desse período tem nítidas diferenças anatômicas, bioquímicas e fisiológicas".

Através das imagens de ressonância magnética (MRI), os cientistas já podem estudar como os mais jovens processam informa-

Crie filhos emocionalmente saudáveis: conheça-os

ção e como o cérebro deles muda ao longo da pré-adolescência.
A seguir, algumas dessas descobertas:

- O córtex préfrontal, que define as prioridades, organiza as idéias e controla os impulsos é uma das últimas partes do cérebro a se desenvolver. Através dele conhecemos a diferença entre comportamento apropriado e impróprio, nos comportamos de acordo com a situação, fazemos planos para o futuro, sentimos empatia e percebemos a nós e aos outros. Os pais de crianças entre 8 e 15 anos devem saber que essa parte do cérebro ainda está sendo construída.

- As várias partes do cérebro se comunicam melhor entre si à medida em que a idade adulta se aproxima, nos ajudam a aprender e a entender regras e leis, e a nos comportarmos de maneira socialmente apropriada.

- A "conexão" para as boas decisões se forma no cérebro ao longo da adolescência. As MRIs mostram que os jovens são mais propensos a agir através da amígdala cerebelar, a porção do cérebro que experimenta medo, ameaça e perigo, e também do córtex cerebral, que está ligado ao raciocínio e julgamento. Os adultos usam mais o intelecto para tomar as decisões; os adolescentes costumam tomar decisões com base nos instintos e nos sentimentos. Quanto mais jovens eles são, respondem mais a impulsos do que avaliam as conseqüências.

- Como a maior parte do cérebro ainda está em desenvolvimento na adolescência, o consumo de álcool e drogas é ainda

| 103 |

O que os pais do século XXI precisam saber

mais prejudicial. O abuso dessas substâncias não só prejudica potencialmente o desenvolvimento do cérebro normativo do jovem como compromete a sua capacidade limitada, porém em desenvolvimento, de tomar decisões.

O que tudo isso quer dizer? Quer dizer que o que os pais sempre souberam sobre os filhos agora é comprovado biologicamente: crianças e adolescentes têm dificuldade de tomar decisões acertadas em situações complexas, de controlar os impulsos e de planejar o futuro efetivamente. Nos anos iniciais da adolescência, particularmente, o jovem não tem habilidade neurológica para pensar nas conseqüências de seus atos. Essa nova informação que nos é dada pela neurociência ajuda a entender por que os jovens estão menos dispostos a usar anticoncepcional nas relações sexuais, e mais dispostos a beber até cair quando ingerem bebidas alcoólicas.

Embora os cientistas ainda tenham muito que aprender sobre o cérebro, o que já se sabe pode ajudar os pais a avaliar o seu próprio estilo de criação e o que é possível fazer para ajudar os filhos a tomar decisões acertadas em relação a sexo, álcool e outras drogas. As últimas pesquisas sobre o cérebro são evidências concretas para os Pais Afirmativos: os jovens precisam dos pais (e outros adultos significativos) para aprender habilidades específicas e estabelecer limites para o próprio comportamento. Isso explica por que os filhos adolescentes de Pais Autoritários e Afirmativos costumam se envolver menos em comportamentos de risco: esses pais dão limites claros aos filhos para que evitem as situações de risco, e mostram as conseqüências para que os filhos saibam o que vai acontecer. A neurociência do cérebro em desenvolvimento comprova o que já sabemos pela literatura sobre a criação de filhos, o que ajuda

Crie filhos emocionalmente saudáveis: conheça-os

as crianças a fazerem escolhas saudáveis em relação ao álcool, às drogas e ao sexo. O amor incondicional ao estabelecer em conjunto limites e conseqüências consistentes farão diferença.

Também conhecemos muito mais do que nossos pais as novas doenças que podem afetar o bom funcionamento do cérebro dos nossos filhos.

Problemas de comportamento e distúrbios de aprendizagem

Todo mundo já teve um colega de classe que não conseguia ficar parado, que era o palhaço da classe, que parecia inteligente, mas nunca tirava notas boas – crianças que são repreendidas o tempo todo.

Há vinte ou trinta anos essas crianças eram tratadas pelo que então se conhecia como "síndrome da criança hiperativa". O Ritalin foi desenvolvido em 1957 e muito receitado para crianças com problemas de comportamento, no princípio da década de 1960. Em 1980, essas crianças e adolescentes eram diagnosticadas com distúrbio de déficit de atenção, ou ADD (a sigla em inglês) e, mais recentemente, distúrbio de déficit de atenção/hiperatividade (sigla em inglês, ADHD). Esse diagnóstico foi aceito durante vinte anos. Dependendo do estudo, de 2 a 12% das crianças apresentam ADHD, com incidência duas vezes maior nos meninos. Esse distúrbio neurológico afeta pelo menos 2 milhões de crianças nos Estados Unidos e pode causar problemas de relacionamentos, depressão e abuso de substâncias.

Há um debate sobre se o ADHD está sendo super ou subdiagnosticado. O Dr. Paul Steinberg e outros psiquiatras dizem que o "termo 'distúrbio de déficit de atenção' já está superado. As pessoas que apresentam esse tipo de distúrbio têm períodos de atenção importantes, desde que envolvidas em atividades que gostam ou acham estimulantes [...] ADHD é, essencialmente, a dificuldade para fazer ta-

O que os pais do século XXI precisam saber

refas rotineiras, trabalho de campo, e usar computadores e jogos. Em vez de ensinar apenas com livros e de tentar adaptar as crianças com medicamentos, as escolas deveriam propiciar um ambiente escolar adequado, que reconhecesse que cada um aprende de seu jeito".

Embora muitos especialistas, incluindo-se importantes organizações médicas para crianças, discordem dele e acreditem na medicação que é indicada para crianças com diagnóstico definitivo de ADHD, alguns estudos mostram que ele está certo em alguns pontos. Em um estudo fascinante publicado no *American Journal of Public Health* em 2004, crianças com ADHD que brincavam em ambientes naturais apresentavam diminuição significativa dos sintomas. Segundo o artigo, essas crianças "eram mais calmas, mais concentradas e capazes de seguir orientações depois de passarem um tempo ao ar livre, especialmente em ambientes como parques e quintais". Não se sabe ao certo se o que concorria para esses resultados era o ambiente ou os exercícios, mas o fato é que funcionava: as crianças conseguiam se concentrar melhor nas lições de casa depois de se exercitarem. Buscar escolas alternativas que pregam diferentes estilos de aprendizagem pode ser uma boa solução para crianças com ADHD.

Também ajuda se elas puderem se levantar e andar pela classe. Segundo o ERIC Digest, uma fonte *online* para educadores, "o movimento, por menor que seja, ajuda a liberar o excesso de energia que tanto atrapalha esses alunos. É por isso que uma conseqüência comum por não terminar as lições – perder o recreio – não funciona para as crianças superativas". Em um estudo amplo realizado no final dos anos 1990 entre 570 crianças com ADHD, a medicação aliada ao aconselhamento comportamental e psicológico foi considerada mais eficiente que a medicação por si só.

Crie filhos emocionalmente saudáveis: conheça-os

Embora os estilos de criação não tenham nenhuma relação com crianças com ADHD (por tratar-se de um distúrbio neurológico, e não ambiental), o treinamento para os pais aproxima-se muito mais da Paternidade Afirmativa. Segundo o site sobre saúde da Duke University, esse treinamento inclui "ajudar os pais a estabelecer regras consistentes em casa e ensinar-lhes a transmitir comandos claros, a reforçar comportamentos desejáveis e estabelecer conseqüências para comportamentos inaceitáveis, a fim de que eles não se repitam". A American Academy of Pediatrics encoraja os pais de crianças com ADHD a estabelecer metas específicas, reforçar conseqüências positivas e ser consistentes. Essas são as marcas da Paternidade Afirmativa para qualquer criança.

Mais que melancolia

Uma adolescente me disse há pouco tempo: "Sabe, as pessoas acham que é bom ser adolescente hoje em dia. Mas eu acho uma chatice. É muita pressão para ser popular, ser esportista, ter boas notas. Eu fico exausta". Ela me fez lembrar uma menina da 8ª série com quem trabalhei há alguns anos e que não via a hora de crescer porque não agüentava mais ser criança. Quando perguntei a uma platéia de pais de alunos do ensino médio se eles tinham gostado da 7ª série, apenas duas ou três pessoas ergueram as mãos. E eu brinquei: "Ah, vocês são aqueles que judiaram tanto de nós". E todo mundo concordou.

Mas não é normal que os pré-adolescentes e os adolescentes sejam mal-humorados e emocionais? Não é melhor que os pais ignorem e esperem que os filhos superem isso?

A resposta é simplesmente não. Entre 10 e 15% das crianças e adolescentes apresentam algum sintoma de depressão, e 13% entre as de 9 a 17 anos experimentam algum tipo de distúrbio de

O que os pais do século XXI precisam saber

ansiedade. De 5 a 7% dos adolescentes de 17 anos foram diagnosticados com depressão grave, algo que é muito mais freqüente em determinados subgrupos de jovens. Notavelmente, quase uma em quatro meninas do ensino fundamental II e ensino médio que mora em subúrbio é clinicamente depressiva. Os distúrbios de ansiedade em crianças incluem ansiedade de separação persistente – muito depois de terem saído da pré-escola, elas ainda têm dificuldade de ficar longe dos pais; ansiedade generalizada – crianças que se preocupam com tudo; e fobia social – o medo de se expor em situações sociais. O distúrbio obsessivo-compulsivo afeta 2% dos adolescentes. Juntando tudo, somente uma em cinco crianças e adolescentes apresenta problemas de saúde mental, a mesma porcentagem de adultos com os mesmos distúrbios.

O U.S Centers for Disease Control's Youth Risk Behavior Study pesquisou a depressão e o suicídio entre os alunos do ensino fundamental II e ensino médio. Foi uma surpresa e uma preocupação saber que em 2003 quase um terço de alunos a partir da 7ª série tinham se sentido, nos doze meses anteriores, "tão tristes e desanimados diariamente por duas ou mais semanas seguidas, que pararam de fazer algumas das atividades rotineiras". Esse índice não mudou desde 1999, o primeiro ano que o levantamento foi feito.

A depressão pode ser fatal. O suicídio é a terceira causa de morte nos jovens entre 10 e 24 anos. Assustadores 17% dos alunos da 7ª série ao 3º ano do ensino médio já pensaram seriamente em suicídio nos últimos doze meses – uma triste estatística, embora tenha caído bastante e se estabilizado desde 1991. As meninas tendem a pensar em suicídio quase duas vezes mais que os meninos, e, mesmo assim, mais de um em dez meninos pensam

Crie filhos emocionalmente saudáveis: conheça-os

em se matar. Os meninos têm quatro vezes mais probabilidade do que as meninas de levar a cabo o suicídio.

É claro que os pensamentos suicidas são típicos dos melodramáticos pré-adolescentes, mas devem ser levados a sério. Eu só pensei uma vez em me matar: estava na 8ª série e soube que o menino de que eu gostava não queria mais me namorar. Pensei em cortar os pulsos e deixar o sangue para ele em um balde. Sem dúvida, muito dramático. Liguei para a minha amiga, que veio imediatamente. Ela trouxe um balde, mas de sorvete de chocolate, e, quando acabamos com ele, eu já me sentia melhor. Meus pais nunca ficaram sabendo. (Bom, agora já sabem.)

Para certos adolescentes que ainda não entenderam o caráter definitivo da morte, essas cenas dramáticas podem ser fatais. Três por cento deles tentam suicídio anualmente. Desses, 1.300 de 10 a 14 anos e quase 20 mil de 15 a 24 anos chegam às vias de fato. As principais razões são depressão, o fim de um namoro e ser homossexual e temer a rejeição. Às vezes, os suicídios adolescentes são motivados pelo que os profissionais chamam de "suicídio em grupo". Um adolescente tenta se matar, e logo em seguida outros da mesma comunidade o imitam. Esses adolescentes geralmente já têm depressão grave, é mais a atenção que a mídia e a escola dão para o primeiro caso que provoca as demais tentativas.

Os pais nem sempre percebem os sinais de depressão e com muita freqüência não buscam ajuda para seus filhos depressivos. Um estudo concluiu que os pais buscam ajuda para menos de uma entre vinte meninas, e menos de um entre dez meninos, que apresentam sintomas de depressão.

Veja aqui alguns sinais de depressão. Parece difícil que eles passem despercebidos, mas costumam ser confundidos com

O que os pais do século XXI precisam saber

comportamentos típicos de adolescentes. Se seu filho apresentar um desses comportamentos ou uma combinação deles por duas semanas ou mais, não deixe de fazer uma avaliação com um profissional de saúde mental qualificado.

- Chorar excessivamente ou mostrar-se persistentemente triste.

- Perder o entusiasmo ou motivação para atividades que antes gostava.

- Sofrer de fadiga crônica e falta de energia, ou, inversamente, ficar mais agitado ou irritável que o normal.

- Afastar-se da família e dos amigos.

- Engordar ou emagrecer, ou dormir mais ou menos que o usual.

- Queixar-se de dores de cabeça ou estômago freqüentes, ou ter dificuldade para se concentrar.

Esses sintomas podem ser passageiros. Não é raro que pré-adolescentes e adolescentes tenham alterações de humor. O que você deve procurar é uma mudança no comportamento de seu filho, e se essa mudança é passageira ou duradoura. Certamente os sintomas podem indicar outros problemas médicos, mas é bom que essas crianças sejam avaliadas por um especialista em saúde mental.

Os pais de hoje em dia enfrentam ainda um outro problema que diz respeito à saúde mental de seus filhos e certos distúrbios

Crie filhos emocionalmente saudáveis: conheça-os

de aprendizagem: eles não sabem se devem ou não administrar os mesmos medicamentos que já existiam na época deles, e que foram desenvolvidos para adultos.

Nossos filhos tomam muitos medicamentos?

Dois amigos me disseram recentemente, ambos na mesma semana, que queriam ir ao médico pedir remédios para seus filhos. Um é o pai de um menino da 5ª série que não consegue fazer as lições de casa e tem dificuldade de concentração na classe. A outra é mãe de uma menina do 2º ano do ensino médio que está muito infeliz. Parece que todo mundo está tomando alguma coisa.

Mas não está, apesar de declarações como a que foi feita pelo Uplift, um programa dedicado a melhorar o otimismo dos jovens. "A farmacologia está substituindo o papel dos pais na educação dos filhos, nos Estados Unidos". Na verdade, menos de 10% dos jovens abaixo dos 18 anos tomam algum tipo de medicação psicotrópica. Um estudo concluiu que o uso de medicação em crianças e adolescentes vem crescendo 10% anualmente. Um levantamento feito pela Universidade de Harvard diz que o uso de antidepressivos entre os pré-escolares aumentou 64% em 2002, em comparação a 1998. Isso mesmo: pré-escolares. Há casos de crianças que tomam vários medicamentos, embora não haja estudos confiáveis sobre como eles agem no organismo delas.

Para os psiquiatras mais preocupados com o uso exagerado de remédios para controlar o comportamento das crianças, "não é incomum encontrar uma criança que tome um antidepressivo, um estabilizador de humor e um sedativo para dormir, ao mesmo tempo". Mas, novamente, inverta as estatísticas: mais de 90% das crianças não tomam medicamentos.

O que os pais do século XXI precisam saber

Um motivo possível para esse aumento recente é que, desde 1997, a Food and Drug Administration permite que a indústria farmacêutica anuncie diretamente ao público. Folheando algumas revistas voltadas para a criação de filhos, encontrei anúncios de medicamentos como Ritalin, AdderallXR e Concerta. Só nos Estados Unidos e na Nova Zelândia são permitidos anúncios como esses diretamente ao consumidor, embora seja inquestionável que eles ajudam a vender. Um estudo descobriu que um em cada cinco pacientes adultos compra o medicamento pelo nome. Definitivamente, os pais deveriam ter receio de fazer isso com seus filhos. Ouvi recentemente a história de uma criança de 4 anos que pediu Levitra ao médico (um remédio para disfunção erétil muito anunciado na televisão), quando a mãe a levou por uma dor de ouvido. De alguma maneira, a criança absorveu a mensagem: "Peça Levitra ao seu médico", sem entender que não era para ela. Não há dúvida de que para algumas crianças e adolescentes os medicamentos são uma bênção. Esses jovens e suas famílias notam uma melhora significativa na qualidade de vida depois de tomá-los. Mas essas drogas não são uma panacéia, não funcionam para todas as crianças e têm efeitos colaterais (que podem desaparecer alterando a dosagem ou trocando de medicamento).

Em 2006, uma equipe de conselheiros da Food and Drug Administration recomendou que o Ritalin incluísse uma advertência na bula, e que se mostrou insuficiente, alertando pais e médicos para os efeitos colaterais observados em crianças, particularmente relacionados a doenças cardiovasculares. Embora o Surgeon General tenha concluído, em relatório de 2001 sobre doenças mentais, que essas drogas não oferecem risco se usadas por um período de

Crie filhos emocionalmente saudáveis: conheça-os

catorze meses, não há estudos de longo prazo sobre a segurança desses medicamentos usados por crianças. Hoje, muitos antidepressivos são obrigados a exibir no rótulo e nos anúncios o potencial de risco para tendências suicidas em crianças e adolescentes. Alguns profissionais temem que esses medicamentos usados por crianças possam provocar o aumento dos sintomas depressivos na vida adulta, embora não haja nenhum consenso sobre isso.

O que os Pais Afirmativos podem fazer

1. Levar os filhos ao médico

A melhor coisa a fazer para a saúde mental de um filho que apresente problemas de comportamento ou de aprendizagem é submetê-lo à criteriosa avaliação de um psiquiatra especializado em crianças e adolescentes. O pediatra pode fazer *check-ups*, mas nem sempre tem o treinamento e a experiência necessários para um diagnóstico definitivo sobre a saúde mental ou um tratamento. E busque sempre uma segunda opinião. O ADHD é considerado um distúrbio mental mal diagnosticado por pediatras, que costumam prescrever tratamentos às crianças sem que elas passem antes pela avaliação de um profissional em saúde mental mais treinado e experiente.

Procure um psiquiatra infantil de sua confiança e aceite a avaliação com a mente aberta. Não vá com idéias preconcebidas sobre que medicamentos seu filho deve ou não tomar, nem com a certeza de que ele não precisa tomar nada. Pais que exigem medicação e pais que resistem à medicação são ambos problemáticos, segundo a Dra. Susan Finkelstein, respeitada psiquiatra de crianças e adolescentes de Connecticut. Ela diz que a pergunta mais importante que você deve fazer a si mesmo (e a seu filho) é se os sintomas da doença estão atrapalhando a vida da criança.

O que os pais do século XXI precisam saber

2. Deixar que os filhos participem das conversas

A Dra. Finkelstein também recomenda que as crianças participem da conversa. "Elas costumam saber melhor se precisam ou não da medicação", diz.

A Dra. Finkelstein observa que, em sua prática, as crianças do ensino fundamental II que estão entrando na adolescência já se acostumaram com a idéia de que muitos precisam tomar medicamentos para viver melhor. Ela conta que ouve os jovens de 9 ou 10 anos conversando em sua sala de espera sobre os medicamentos que usam, e dizem que seus irmãos e amigos não estranham isso. Greg conta que seus colegas vão muito à enfermaria da escola buscar medicamentos. Talvez o estigma dos distúrbios e das doenças mentais seja bem menor para esta geração. A Dra. Finkelstein afirma categoricamente: "É muito triste que os adultos ainda não vejam o cérebro como outro órgão qualquer do corpo que precisa de tratamento. Espero que as nossas crianças mudem isso".

3. Fazer perguntas antes de dar medicamentos aos filhos

O National Institutes of Mental Health sugere que você faça as seguintes perguntas ao profissional de saúde mental, antes de decidir dar ou não dar medicamentos ao seu filho:

- Os benefícios da medicação são superiores aos riscos?

- Quais são os efeitos colaterais?

- Quais as alternativas naturais?

Crie filhos emocionalmente saudáveis: conheça-os

- O acompanhamento do comportamento ou a terapia fazem parte do tratamento? (Na maioria dos problemas de saúde mental, a terapia é um importante complemento da medicação.)

- Com que freqüência a medicação de meu filho será controlada e avaliada?

- A droga já foi aprovada pelo FDA para uso em crianças, ou, se não foi, há estudos publicados sobre a sua eficiência?

4. Procurar ajuda

Não é fácil ter um filho com qualquer distúrbio emocional ou físico. Isso afeta os pais das maneiras mais diversas, e o estresse cobra um alto preço de toda a família. Busque sempre aconselhamento e apoio para todos.

Cuidar dos filhos é às vezes exaustivo para a maioria dos pais. E sei por experiência própria que as três maiores preocupações em relação aos filhos com mais de 8 anos de idade são o sexo, o álcool e as drogas. Falaremos primeiro sobre sexualidade.

TESTE O SEU FATOR MEDO

1. Em comparação a 1971, a idade média que um adolescente tem a primeira relação sexual é:
a. Um ano mais cedo.
b. Dois anos mais cedo.
c. Três anos mais cedo.

2. O índice de gravidez na adolescência era mais alto em:
a. 1957.
b. 1972.
c. 1999.

3. Em comparação há duas décadas, a porcentagem de meninas e meninos que pratica sexo oral:
a. Aumentou.
b. Diminuiu.
c. Não mudou.

4. Em comparação há quinze anos, a porcentagem de jovens sexualmente ativos que usam anticoncepcionais:
a. Aumentou.
b. Diminuiu.
c. Não mudou.

5. Em comparação há quinze anos, a porcentagem de meninos que usam camisinha:
a. Aumentou.
b. Diminuiu.
c. É a mesma.

Respostas: 1.a; 2.a; 3.c; 4.a; 5.a.

Capítulo 6

CRIE FILHOS SEXUALMENTE SAUDÁVEIS: INFORME-SE

Preocupar-se e até entrar em pânico diante do comportamento sexual dos filhos não é nenhuma novidade. Nos anos 1950, os pais morriam de medo de Elvis Presley e Little Richards balançando os quadris em rede nacional. O excelente documentário de Ken Burns pela PBS sobre *jazz* cita um artigo publicado em 1922 na *New York American*, baseado em relatório da Illinois Vigilance Association: "A degradação moral está atingindo centenas de jovens americanas através da patológica, irritante e sensual música das orquestras de *jazz*". Essas "jovens americanas" eram as nossas bisavós.

Apesar das boas notícias que lhes darei ao longo dos dois capítulos que seguem sobre a diminuição dos riscos que nossos filhos estão correndo, permanece o fato de que no final do ensino médio, mais de 60% dos jovens já terão ingerido bebidas alcoólicas, mais de 60% terão relações com penetração vaginal, mais da metade terão feito sexo oral e só um pouco menos da metade terá usado pelo menos uma droga ilegal. (É bem possível que você também tenha se comportado da mesma maneira quando estava no ensino médio).

Os Pais Afirmativos aumentam as probabilidades de que os adolescentes não bebam, não usem drogas nem façam sexo antes que eles, e os pais, estejam prontos. Pais Afirmativos sabem que precisam conversar com os filhos sobre esses assuntos antes que eles entrem na adolescência. Criam "momentos de aprendizagem" para dar informações aos filhos e transmitir os valores familiares.

Já publiquei dois livros sobre conversar com os filhos a respeito de assuntos ligados à sexualidade. As mensagens mais delicadas nos dois livros são (1) conversar com os filhos sobre sexualidade em momentos de aprendizagem curtos em vez de ter uma única "gran-

| 117 |

O que os pais do século XXI precisam saber

de conversa" e (2) não deixar de dizer aos filhos quais são os seus valores em relação à sexualidade; e não dar somente informações.

Fatos vs medo

Há uns dez anos venho recebendo uma ou duas ligações por mês de algum repórter querendo conversar sobre a "epidemia de sexo oral entre os adolescentes". Quando pergunto o que motivou a ligação, eles respondem que souberam de uma festa, *bar mitzvah* ou excursão escolar onde os jovens fizeram e receberam sexo oral. Quando pergunto se eles conversaram com alguém que estava no tal evento que tivesse presenciado isso, a resposta costuma ser não.

Duas lendas urbanas sobre adolescentes e sexo oral se espalharam nos últimos cinco anos nos Estados Unidos. Uma tem a ver com a "festa do arco-íris" e a outra com as pulseiras coloridas. Na primeira, as meninas usam cores diferentes de batom e fecham os lábios no pênis dos meninos para deixar marcas. O objetivo da brincadeira é que os meninos tenham o máximo de cores diferentes ao redor do pênis.

Talvez alguns jovens façam isso, mas nas minhas conversas com adolescentes ao redor do país sobre sexualidade encontrei apenas um. Pergunto a centenas de jovens se já participaram de uma festa do arco-íris, e eles dizem que não. Os jovens não se importam que você faça perguntas tão pessoais como ter ou não orgasmo, ou que peça a eles para contar em detalhes a sua primeira vez; por isso acredito que não ficariam constrangidos em dizer a verdade. Essas respostas surpreendem? Essa atividade seria sexualmente prazerosa tanto para o menino quanto para a menina?

A pulseira é uma idéia igualmente infundada. Como você sabe, os jovens de hoje estão usando a pulseira amarela "Livestrong", de Lance Armstrong, e também de várias outras cores, para lem-

Crie filhos sexualmente saudáveis: informe-se

brar dos riscos da Aids, do câncer de mama, da violência doméstica e outros. Neste caso, os jovens usam pulseiras que mostram aos demais até onde eles querem chegar sexualmente. A menina que usa determinada cor quer apenas beijo; se usa outra cor quer que lhe acariciem os seios; outra cor indica que ela quer sexo oral, sexo anal, e assim por diante. Novamente, não encontrei nenhum adolescente que tivesse feito isso ou ouvi algum professor dizer que aconteça de fato.

O que sabemos com certeza sobre os jovens e o sexo? Comecemos pelos alunos do ensino fundamental II e o sexo oral. Nunca foi feito um estudo em nível nacional sobre sexo oral nessa faixa etária. Pense nisto: qual é a probabilidade de os responsáveis por uma escola permitirem que um pesquisador se misture com os alunos de 12, 13 anos, para fazer perguntas sobre felação e cunilíngua? Mas é mais do que por melindrar os pais que essa pesquisa tem sido proibida. Em 1992, o Senado norte-americano vetou verbas federais para o "Estudo do Comportamento Sexual Entre Pré-Adolescentes e Adolescentes Norte-Americanos", sob a alegação de ser uma "pesquisa sexual repreensível" e efetivamente cerceando a pesquisa com jovens adolescentes nos últimos quinze anos.

O que sabemos sobre sexo oral e os adolescentes nos foi dado por jovens entre 15 e 19 anos que participaram de um levantamento feito pelo governo chamado Pesquisa Nacional de Crescimento Familiar. O levantamento não fez perguntas sobre sexo oral até 2002, mas temos dados sobre jovens adultos entre 1995 e 1988 que foram colhidos por outro estudo em nível nacional chamado Avaliação Nacional dos Adolescentes Masculinos. Eu me aprofundarei mais no assunto, mas vamos direto ao que interessa para aliviar certas ansiedades e checar as histórias divulgadas

O que os pais do século XXI precisam saber

pela mídia: os melhores estudos em nível nacional concluíram que do total de alunos do ensino médio, mais jovens e mais velhos, menos da metade (45%) nunca havia feito sexo oral. Vamos entender melhor esses números. Os primeiros estudos nacionais com meninos que nós temos são de 1988 e 1995. Lembre-se de que 1995 eram dois anos antes do que costumamos chamar de "momento de aprendizagem nacional" sobre sexo oral. Todos se lembram do bombardeio da mídia com matérias sobre Mônica Lewinsky, a funcionária da Casa Branca, que fez felação no presidente dos Estados Unidos, e ele, em pelo menos uma ocasião, ejaculou em seu vestido azul da Gap. Foram incontáveis reportagens, um laudo do Promotor Especial e a votação para o *impeachment*. Os apresentadores de tevê abusavam de palavras como *pênis*, *sexo oral* e *sêmen* do primeiro ao último noticiário do dia, quando estávamos à mesa jantando.

O ex-presidente Bill Clinton costuma ser responsabilizado pela mídia pelo aumento de sexo oral entre adolescentes. Mas não se notou quase nenhuma diferença no comportamento de sexo oral entre os meninos, no período de 1995 a 2002. Tanto em 1995 quanto em 2002, a metade dos meninos já havia recebido sexo oral e menos que quatro em dez haviam feito. E as meninas? Ninguém lembrou que seria importante e adequado perguntar às jovens adolescentes o envolvimento delas com sexo oral até 2002. Nas conversas que tenho com os pais, não é raro uma mulher na platéia erguer a mão para dizer coisas como: "Como feminista, fico muito preocupada com essas meninas que fazem sexo oral nos meninos e não recebem nenhum prazer. Será que elas não estariam sendo forçadas?" É verdade que, na nossa juventude, era mais provável as meninas fazerem do que receberem, mas

Crie filhos sexualmente saudáveis: informe-se

isso não acontece hoje. Pouco mais da metade das adolescentes diz receber sexo oral e um pouco menos diz fazer, em número estatisticamente idêntico ao dos meninos. (Talvez isso não aconteça no ensino fundamental II, mas, novamente, como os cientistas não têm permissão para fazer pesquisas desse tipo, simplesmente não se pode saber.)

E nós, fazíamos sexo oral quando estávamos no ensino fundamental II? Os dados mais antigos que pude encontrar foram publicados em 1985. Dois estudos indicam que, respectivamente, um quarto e meio dos adolescentes já tinha feito sexo oral. Um estudo menor dos anos 1980 descobriu que um quarto das adolescentes virgens em 1982 tinha feito sexo oral, a mesma porcentagem de também virgens que tinham feito oral em um estudo de 2002. Em outras palavras, apesar de tudo o que você já leu e ouviu, não houve nenhuma mudança significativa nos últimos vinte anos no número de adolescentes que faz sexo oral, proporção bastante similar à dos pais de hoje em dia que fizeram sexo oral na mesma idade.

Embora não tenhamos dados científicos suficientes sobre sexo oral no ensino fundamental II, há dados que nos permitem acreditar que a "epidemia no ensino fundamental II" é principalmente a epidemia de matérias publicadas na mídia e de fofoca dos pais. Apenas quatro em dez adolescentes entre 15 e 17 anos disseram ter feito sexo oral. Se pelo menos a metade deles tivesse começado a fazer sexo oral no ensino fundamental II, isso representaria menos de dois em dez alunos do ensino médio que tiveram essa experiência.

Isso se encaixa na impressão que tenho dos jovens com quem converso nos programas de educação religiosa em igrejas e templos. Não mais que um ou dois em cada grupo me diz, de uma maneira ou de outra, que tem algum envolvimento sexual. A maioria

O que os pais do século XXI precisam saber

dos alunos da 8ª série está mais preocupada com beijo, em saber se gosta de alguém e se alguém gosta dele, do que adotar esse tipo de comportamento sexual maduro. Eu me lembro de como se chamava aquela colega da 8ª série que fazia sexo oral nos atletas do ensino médio; e você, lembra como chamava a da sua classe? Talvez hoje tenham três ou quatro em vez de uma só. Ao contrário da preocupação das feministas, ao menos segundo os estudos feitos quando elas ainda eram adolescentes, as meninas têm mais probabilidade de receber do que fazer sexo oral.

De onde vêm, então, essas histórias sobre as festas em que é praticado o sexo oral no ensino fundamental II? As primeiras matérias apareceram no *The New York Times* em 1997 e 2000 e no *Washington Post* em 1999, que chamaram a nova mania de "uma perturbadora coqueluche". Seguiram-se outras matérias sobre sexo oral em *bar mitzvahs*, escolas de dança e ônibus de excursão. Mais recentemente, até o austero *Atlantic Montly* publicou um artigo intitulado "Você está aí, Deus? Estou, Mônica". O documentário televisivo *Frontline*, de 1999, *The lost children of Rockdale county* ("As crianças perdidas de Rockdale County") falava de uma epidemia de sífilis bucal entre os alunos do ensino fundamental II da Geórgia, por fazerem sexo oral em festas não supervisionadas por adultos. Observe que eram crianças de 13 anos nessas festas não supervisionadas!

Várias vezes por ano uma escola ou comunidade religiosa me pergunta se há uma "epidemia de sexo oral" entre os seus jovens adolescentes. Quando converso com os jovens em questão, geralmente descubro que a atividade aconteceu quando eles estavam em grupos não supervisionados por longos períodos de tempo, como festas, acampamentos ou piqueniques escolares em locais afastados. Em quase todos os casos, a maioria dos jovens não participa, apenas

Crie filhos sexualmente saudáveis: informe-se

assiste. Um deles rompe o silêncio e o boato se espalha. Quando converso com os jovens nas escolas ou em programas sobre a importância de se tomar boas decisões sexuais e os riscos do sexo oral, procuro conversar também com os professores e os pais sobre a necessidade de supervisionar ativamente as atividades deles.

De fato, há um grupo de jovens do ensino fundamental II, cerca de um décimo deles, que podem ser descritos como "aventureiros sexuais" e cuja maioria costuma ser muito franca em relação às suas experiências. A proporção de 1 para 10 parece ser de fato muito grande se o seu filho/a tem só 13 anos de idade. É verdade que alguns subgrupos de jovens gostam de exibir para os colegas as suas experiências sexuais. Um diretor de escola me contou que umas meninas que já haviam feito sexo oral criaram uma carteirinha de "sócia" e "angariavam" novas adeptas nas festinhas de fim de semana. Esse subgrupo pode fazer forte pressão sobre as demais para adotar esse comportamento.

Também acontece de uma menina que faz sexo oral em alguém, mesmo que uma única vez, ganhar rapidamente uma reputação que atrairá novas propostas de sexo oral e seja verbalmente assediada para esse tipo de comportamento. Já estive com várias jovens que fizeram sexo oral, em geral no rapaz mais popular, para ganhar atenção e afeto. Isso costuma ser um tiro que sai pela culatra; ele conta para alguns amigos, que contam a outros rapazes, e a moça é dolorosamente discriminada. Em vez de se tornar mais popular, passa a ser chamada de "galinha" ou "suja". Talvez os pais nunca venham a saber o que aconteceu, mas notarão mudanças no comportamento da filha na escola e na vida social.

Talvez um dia aconteça, mas até hoje nunca me chamaram para aconselhar meninos dessa idade que tivessem experiência

O que os pais do século XXI precisam saber

com sexo oral. O duplo padrão continua presente em nossas escolas. Não é raro que me convidem e a meus colegas educadores sexuais para nos reunirmos só com as meninas que se envolveram em incidentes de "sexo oral"; eu procuro conversar também com os meninos.

Apesar da impressão que a mídia passa sobre a sofisticação sexual dos jovens de hoje, não houve muita mudança nos índices de relações sexuais pênis-vaginais desde a nossa adolescência. É bom lembrar que foi uma geração anterior que proclamou "Faça amor, e não a guerra", mas referindo-se aos campus universitários. Foram os filhos dessa geração e os da Geração X (os pais dos adolescentes de hoje) que transformaram a relação sexual adolescente em uma norma estatística. Entre 1971 e 1979, a porcentagem de adolescentes que mantinham relações sexuais aumentou em dois terços. Em 1970, a idade média da primeira relação entre os meninos era 17 anos, e 18 entre as meninas. Hoje, a média é 16 anos para os meninos e 17 para as meninas. Mas esse um ano de diferença parece muito, porque é a diferença entre os adolescentes que iniciam a vida sexual no ensino médio e os que iniciam (muitos deles) quando já estão na faculdade. Uma mãe comentou comigo: "Não sei o que pensar sobre meu filho de 17 anos já fazer sexo com a namorada, mas não quero que eles façam isso no quarto enquanto eu preparo o jantar!".

A maioria dos adolescentes não se sente pressionada por colegas a ter vida sexual, apesar do que se pensa e a mídia divulga. Mas nove entre dez jovens, em um levantamento de 2003, feito com alunas do ensino médio, gostavam de ser virgens, e três quartos tinham o apoio dos colegas se preferissem esperar para fazer sexo. Os adolescentes de hoje se sentem menos pressiona-

Crie filhos sexualmente saudáveis: informe-se

dos a fazer sexo do que os de quinze, vinte anos atrás, e um número cada vez maior se sente à vontade para decidir se espera ou não para ter a primeira relação sexual. A cultura popular passou a apoiar mais a abstenção dos jovens, e a comunicação com os pais está fazendo diferença. As pesquisas mostram que os adolescentes que conversam claramente com os pais sobre esperar para ter relação sexual têm maior probabilidade de adiar a primeira vez.

Apesar de a mídia insistir na insensibilidade dos jovens para as relações sexuais, a maioria dos adolescentes espera ter um importante relacionamento amoroso para a sua primeira vez. Em um estudo sobre "a primeira vez", mais de oito em dez adolescentes sexualmente experientes disseram namorar o parceiro/a há muito tempo e sentiram que era a "pessoa certa"; e 69% estavam apaixonados quando tiveram a primeira relação pênis-vaginal. O sexo casual não chega ao intercurso sexual entre a maioria dos adolescentes.

Boas notícias

O que mudou – e de fato é uma boa notícia – é a proporção de adolescentes que mantém relacionamentos sexuais e a proporção dentro desse grupo que usa anticoncepcional. Há uma queda constante desde 1991 na porcentagem de adolescentes que mantêm relações sexuais, mas já começando a subir. Em 1991, 54% dos alunos do ensino médio já haviam mantido relações sexuais; em 2005 eram 47%. Não é muita coisa, mas o número tem caído consistentemente, especialmente entre os meninos, cujos índices despencaram 10% nos últimos quinze anos.

A diferença entre a iniciação sexual do menino e da menina também está diminuindo: a mesma proporção de meninas e meninos ainda é virgem hoje em dia, quando antes havia menos

O que os pais do século XXI precisam saber

meninos virgens que meninas. Novamente, apesar dos errôneos anúncios na mídia de que os adolescentes fazem sexo mais cedo a cada dia, a porcentagem de jovens com menos de 13 anos que já tiveram relação pênis-vaginal caiu de 10% em 1991 para 6% hoje. O intercurso sexual entre jovens de 13 e 14 anos também diminuiu na última década: menos de um em seis adolescentes teve relação antes dos quinze anos, em comparação a um em cinco em 1995.

O uso de anticoncepcional aumentou significativamente entre os jovens desde 1991, e mais ainda se comparado a quando éramos adolescentes. Os dados coletados desde 1980 mostram que entre os jovens que tiveram a primeira relação sexual entre 1980 e 1989, quatro em dez não usavam nenhum método anticoncepcional; dos que usavam, menos de quatro em dez preferiam a camisinha. Hoje, 80% dos adolescentes americanos usam algum método de controle de natalidade já na primeira relação sexual, quase o dobro dos números de vinte anos atrás. Os U.S. Centers for Disease Control comprovam que os adolescentes de hoje "se protegem mais na primeira relação do que os que iniciaram a vida sexual antes dos anos 1990".

O impressionante aumento no uso de camisinha é uma história bem-sucedida de campanha educacional de saúde pública que devia ser divulgada pela mídia. Entre 1980 e 1991, apenas quatro em dez adolescentes sexualmente ativos usavam camisinha, apesar da atenção pública e da imprensa em relação à Aids da metade para o final dos anos 1980. Mas, hoje, mais de seis entre dez adolescentes (63%) usaram camisinha na última vez que tiveram relação, e quase sete em dez usaram na primeira relação. Essa é uma mudança impressionante e positiva dos últimos quinze anos, e duas a três vezes superior que nos anos 1970, quando éramos adolescentes.

Crie filhos sexualmente saudáveis: informe-se

Graças aos anticoncepcionais mais eficientes e mais usados entre os adolescentes, os índices de gravidez, partos e abortos na adolescência também caíram nos Estados Unidos. E caíram muito. Segundo a organização Child Trends, que estuda a gravidez na adolescência, a proporção de gravidez entre as adolescentes de 40 em 1.000 é menor que o pico atingido em 1991, que foi de 62 em 1.000. O governo anunciou em fevereiro de 2007 que eram os índices mais baixos nos Estados Unidos dos últimos sessenta anos, quando os dados começaram a ser coletados. O Guttmacher Institute, outra organização que estuda a saúde reprodutiva, estima que o motivo para que o índice de gravidez na adolescência tenha caído 85% é o uso mais disseminado de anticoncepcionais e camisinha; apenas 15% da queda se deve ao menor número de adolescentes que mantêm relações sexuais. (Não estou dizendo que a gravidez de adolescentes nos Estados Unidos deixou de ser um problema. Cerca de 831 mil jovens entre 15 e 19 anos de idade engravidam anualmente, e, embora a maioria delas tenha entre 18 e 19 anos, a gravidez atrapalhará o futuro profissional dessas jovens.)

Também caiu a incidência de muitas doenças sexualmente transmissíveis (DSTs), embora seja difícil comparar esse número com o de outros anos devido a mudanças nos sistemas de coletas de dado, bem como o maior número de descobertas e mapeamentos. O uso consistente da camisinha protege contra a maioria das DSTs, mas não todas; e diminui significativamente a transmissão do vírus HIV, responsável pela Aids, bem como a de clamídia, gonorréia, sífilis, herpes e o vírus do papiloma humano. Mesmo assim os índices de DSTs ainda são altos entre os adolescentes e jovens adultos; um em quatro jovens sexualmente ativos

O que os pais do século XXI precisam saber

contraem uma DST por ano, e um em vinte terá pelo menos uma DST antes dos 25 anos de idade. Os U.S. Centers for Disease Control estimam que surgem 9,1 milhões de casos de DSTs a cada ano entre jovens de 15 a 24 anos, e quase 5 mil novos casos de infecção pelo vírus HIV em jovens dessa mesma faixa etária.

É compreensível que o comportamento sexual dos jovens preocupe tanto os pais, mas há boas notícias: menos jovens estão mantendo relações sexuais do que há dez anos; não há epidemia de sexo oral e o uso de anticoncepcionais e camisinha só aumenta. Mas, os pais enfrentam novos desafios que precisam conhecer.

O que há de novo sobre a sexualidade adolescente

Você se lembra das nossas "bases"? A primeira base era beijar, a secunda era acariciar os seios, a terceira era acariciar os genitais e "ir pra casa" era transar. Levava meses para passar de uma base para a outra, e geralmente refletíamos até que ponto o relacionamento era sério. Os comportamentos sexuais estavam vinculados à intimidade e ao compromisso em uma relação. E, embora às vezes fosse frustrante, nos permitiu aprender a beijar, a saber o que era bom e nos dava prazer, e que a ereção era mais excitante quando prolongada.

As "bases" com as quais crescemos talvez nem existam mais para os adolescentes de hoje. Se eles fazem mais que beijar, muitos partem com rapidez para algum tipo de intercurso para o qual talvez nem estejam preparados emocional e moralmente, e se exponham a algum tipo de risco. Temos de ajudá-los a ir mais devagar nos seus comportamentos sexuais a fim de saber qual deles dá prazer, é mais apropriado para a idade e não oferece risco de gravidez e doenças.

Crie filhos sexualmente saudáveis: informe-se

Do "ficar" à "amizade colorida"

Assim como as bases são coisa de outra época, namorar como fazíamos está sendo substituído por "sair", "amizade colorida" e "ficar".

Caso você desconheça esses termos, "ficar" corresponde mais ou menos ao nosso "dar um amasso". Não há dados sugerindo que isso seja mais comum hoje do que quando éramos jovens. Assim como antes, significa ter comportamentos sexuais, que pode variar desde um beijo mais profundo a carícias, mas raramente chega ao relacionamento sexual, com alguém que seja ou não um parceiro romântico. Para alguns jovens pode implicar sexo oral, mas só para uma minoria. "Ficar" não implica a expectativa de um relacionamento romântico, mesmo que o encontro se repita.

A "amizade colorida" também é um encontro sexual – também sem intercurso – com alguém que é mais um amigo que um par romântico. Os adolescentes dizem que é encontrar alguém em uma festa que esteja excitado e disposto, mas sem nenhum envolvimento.

Esse comportamento pode parecer insensível para o leitor adulto, mas tenho certeza de que não é muito diferente do que muitos de nós fizemos na adolescência. Tive apenas um namorado firme durante o curso secundário, e assim mesmo por apenas seis meses. Preferia sair com todos os rapazes que pudesse e que me convidassem. Muitas noites terminavam em longas sessões de beijos na praia; a maioria delas não chegava a um relacionamento romântico, mais duradouro. "Sair" talvez soe menos rude que "ficar", e nos anos 1970 talvez até envolvesse um cinema ou um jantar, mas nem por isso deixava de ser uma experimentação sexual adolescente. Tal como há trinta anos, a maioria dos adolescentes está reservando as suas experiências sexuais mais intensas para um namorado ou namorada.

Claro que o problema de "ficar" e das "amizades coloridas", ou

O que os pais do século XXI precisam saber

mesmo "dar um amasso" na praia dentro de um carro, é que os comportamentos sexuais (bem antes de qualquer tipo de intercurso) podem despertar sentimentos muito mais complexos do que se pretendia. Costumo perguntar aos meus alunos se já estiveram com alguém que no dia seguinte ainda espera mais do relacionamento, e fica ligando ou enviando e-mails dizendo "eu gosto de você. Vamos ficar juntos de novo?". E eles sempre dizem que sim. A Dra. Helen Fisher, que estuda como o nosso cérebro responde ao amor e à estimulação sexual, adverte os adultos a ser cuidadosos com as relações casuais, porque a bioquímica cerebral pode fazer com que a outra pessoa se apaixone. Ela escreve em seu livro *Why we love?* (*Por que amamos?*) que a atividade sexual "pode elevar os níveis de dopamina e norepinefrina, além de suprimir os níveis de serotonina. O hormônio do desejo sexual pode provocar a liberação dos humores cerebrais para a paixão romântica. Por isso é delicado copular com alguém que não queira se envolver. Embora a intenção inicial fosse apenas um sexo casual, você pode se apaixonar ou fazer o outro apaixonar-se. Os adolescentes sabem muito bem do que estou falando.

Sexo oral

Mesmo que uma pequena porcentagem de alunos do ensino fundamental II faça sexo oral, é muito maior a probabilidade de que eles conheçam mais sexo oral do que nós quando tínhamos a idade deles. Mas essas crianças parecem, mas não são tão bem-informadas assim. Quando eu pesquisava para o meu livro sobre adolescentes e sexo, formei grupos de estudos com adolescentes e fiz perguntas sobre brincadeiras sexuais em festas. Uma menina perguntou se eu conhecia um jogo chamado "Soprar e chupar". Não é o que você pensou. Nesse jogo, os jovens se sentam em círculo e passam uma

Crie filhos sexualmente saudáveis: informe-se

carta de baralho pela boca, de um para o outro. Um deles sopra a carta enquanto o outro a aspira com a boca. O jogo é divertido porque nunca dá certo: quando a carta cai, os dois se beijam. O nome desse jogo exemplifica como os jovens elaboram muito bem o que já sabem, mas sabem muito menos do que se pensa.

Há, aqui, outra questão de geração. Entre os adultos de hoje, muitos não faziam sexo oral antes de manter relação sexual, e particularmente a cunilíngua era pouco praticada pelos jovens do ensino médio. Embora as pessoas com mais de 30 anos considerem o sexo oral mais íntimo que a relação propriamente dita, quem tem menos de 30 não pensa assim. Mas, novamente, foi a geração do pós-guerra que mudou a prática do sexo oral. Embora apenas 15% dos que nasceram entre 1933 e 1942 declararam jamais ter feito sexo oral, mais de 80% dos homens e mulheres nascidos entre 1948 e 1962 o fizeram.

Não é de estranhar, então, que alguns adolescentes experimentem sexo oral. Não só há hoje mais abertura e conversas sobre o tema em nossa cultura, como um novo programa federal que visa promover a abstinência das relações sexuais antes do casamento estaria contribuindo para o sexo oral entre os adolescentes. Essa iniciativa de 1997 que já custou mais de meio bilhão de dólares envolve programas financiados pelo governo federal para ensinar os adolescentes a chegarem virgens ao casamento. Mais especificamente, a lei quer que eles aprendam que "um relacionamento monogâmico mutuamente fiel no contexto do casamento é o padrão esperado para a atividade sexual humana", e que a atividade sexual antes do casamento "pode causar efeitos psicológicos e físicos prejudiciais". Sim, são esses os requisitos para se obter o financiamento desse programa federal.

O que os pais do século XXI precisam saber

Talvez os jovens que absorvam essas mensagens não estejam abrindo mão do sexo, mas da relação sexual. Em um estudo entre adolescentes que fizeram voto de virgindade, uma exigência de alguns desses programas de abstinência, a probabilidade de eles fazerem sexo oral era quatro vezes maior, e de fazer sexo anal seis vezes maior, do que entre os adolescentes que não tinham feito o voto. Eles podiam dizer aos pesquisadores, aos pais e aos orientadores que eram virgens, mas não inexperientes sexualmente. Resta saber se os proponentes dos programas de abstinência ficaram satisfeitos com o maior envolvimento dos adolescentes em contatos boca-genital e pênis-anal. Segundo um estudo publicado em 2006 no *American Journal of Public Health*, mais da metade dos jovens que disseram ter feito voto de virgindade em um primeiro levantamento negaram isso no ano seguinte. Destes, três quartos quebraram o voto e tiveram relações sexuais um ano depois. Não se pode dizer que o programa deu certo.

Você deve estar pensando como é possível que esses jovens tenham pensado que estavam se abstendo de sexo ao praticar o sexo oral e o sexo anal? O fato é que esses programas nem sempre deixam claro o que é abstinência (exceto não manter relações pênis-vaginal até o casamento), e em vários estudos os adolescentes disseram que sexo oral não era sexo. Realmente, em um estudo de 1999, muito citado no prestigiado *Journal of the American Medical Association*, quase seis entre dez alunos de faculdade (59%) não consideravam que pessoas que "só" fizessem contato oral-genital tivessem feito sexo. (Um fato interessante: a decisão de publicar este artigo custou o emprego ao editor do jornal, por ser considerado muito político.)

Em outras palavras, em nossa época de adolescentes achávamos que só se perdia a virgindade quando o pênis penetrava a vagina. Você deve se lembrar do presidente Clinton jurar que não estava

Crie filhos sexualmente saudáveis: informe-se

mentindo quando disse "Eu não tive relações sexuais com essa mulher", e pautar a sua defesa pela definição de relação sexual. Mas tanto você quanto eu, e provavelmente os nossos pais, crescemos exatamente com a mesma ética sexual. Quando eu estava no ensino médio, meninas "direitas" não faziam "aquilo", mas aceitava-se que fizessem "de tudo menos..." com o seu namorado fixo. Em um levantamento feito pelo Gallup entre adultos no auge do escândalo Clinton/Lewinsky, 20% concordaram que sexo oral não era sexo. Para alguns adolescentes, fazer sexo oral pode ser uma forma de praticar abstinência e corresponder ao que seus pais, professores e orientadores religiosos esperam deles.

Nora Gelperin, uma educadora sexual da *Answer*, uma *hotline* nacional para adolescentes da Rutgers University, estudou o sexo oral entre os jovens e escreveu que "algumas meninas sentem-se poderosas durante o sexo oral porque é o único comportamento sexual em que elas têm o controle total sobre o prazer do parceiro". Ela me disse que os adolescentes encaram o sexo oral menos íntimo que o intercurso, porque os parceiros não precisam ficar nus, não há contato visual, ninguém perde a virgindade, não há risco de engravidar, termina logo e o risco de doenças sexualmente transmissíveis é menor. Em um estudo realizado, nos Estados Unidos, pela Fundação Kaiser Family e pela revista *Seventeen*, com adolescentes do sexo feminino, um terço das jovens entre 15 e 17 anos disseram praticar sexo oral como um modo de não perder a virgindade. Em outro estudo, realizado na Califórnia, 90% das garotas que disseram praticar sexo oral, disseram que, comparado ao coito, "o sexo oral não oferece tantos riscos, além de ser mais comum e, portanto, mais aceitável". Elas disseram que adolescentes que praticam sexo

O que os pais do século XXI precisam saber

oral correm menos risco de "serem mal vistas", de meter-se em encrencas e sentir-se mal consigo mesmas, ou culpadas.

Mas, infelizmente, devo dizer que entre os adolescentes que já mantiveram relações, ou foram forçados por adolescentes mais velhos, pelos adultos e até por membros da própria família, um número significativo desses jovens diz fazer sexo voluntariamente, mas foi vítima de abuso. (Falaremos sobre prevenção do abuso sexual no capítulo 8.)

Algumas adolescentes se identificam como virgens porque têm relações sexuais com pessoas do mesmo sexo, e portanto a penetração pênis-vaginal não faz parte do repertório. A idade média em que os jovens começam a "transar" parece ter diminuído em relação à nossa geração, embora não haja bons estudos a respeito (novamente, pela dificuldade política de se fazer perguntas; por exemplo, o Youth Risk Behavior Survey não pergunta aos estudantes se a sua atividade sexual começou com um parceiro do mesmo sexo ou de outro). Um estudo com adultos homossexuais em 1981 concluiu que os homens agiram pela primeira vez movidos pelo impulso sexual aos 15 anos, em média, ao passo que as mulheres reportaram 20 anos em média. Até meados dos anos 1990, a maioria dos homossexuais não transava até a idade adulta. Hoje, de acordo com estudos conduzidos pela Gay, Lesbian, Straight Education Network, aproximadamente 5% dos alunos do ensino médio do país se identificam como homossexuais, sendo que os adolescentes homossexuais já se identificam como tal aos 15 a 17 anos em média. Embora esses estudos não sejam diretamente comparáveis e transar seja um processo, e não um ato distinto, os especialistas acreditam que os adolescentes de hoje têm mais probabilidade de aceitar a sua orientação sexual do que há vinte anos.

Crie filhos sexualmente saudáveis: informe-se

DSTs

É assustador dizer que muitos adolescentes, assim como muitos adultos, não estão se protegendo de doenças sexualmente transmissíveis durante o sexo oral, e um quarto não o faz nem no intercurso pênis-vaginal. No National Survey of Family Growth, menos de um em dez jovens disseram usar proteção quando fazem sexo oral. Em um estudo com adolescentes religiosos, 55% não sabiam que se pega "doença sexualmente transmissível no sexo oral sem proteção". Sim, herpes, gonorréia, clamídia, vírus do papiloma humano, hepatite B e sífilis, são todas transmissíveis por sexo oral, e há também um pequeno risco de que o vírus HIV também seja transmitido.

O maior conhecimento sobre a ampla prevalência das doenças sexualmente transmissíveis é, sem dúvida, uma das grandes mudanças que aconteceram desde a nossa adolescência. Para quem iniciava a vida sexual nos anos 1970, as doenças sexualmente transmissíveis mais conhecidas eram sífilis e gonorréia, ambas curáveis. Hoje sabemos que há muito mais DSTs (e que elas sempre existiram). Há pouco tempo meu filho pegou meu marido de surpresa no jantar quando se saiu com esta que tinha aprendido na aula de educação sexual da 8ª série: "Pai, qual é a DST mais comum?" Ralph respondeu: "A sífilis". Greg pediu ao pai que arriscasse mais uma, e Ralph tentou: "Herpes". Quando Greg disse que era clamídia, Ralph foi obrigado a confessar que nem sabia quais eram os sintomas.

O vírus do papiloma humano, a tricomoníase e a clamídia respondem por 88% das DSTs em jovens adultos entre 15 e 24 anos, mas os sexualmente ativos correm mais risco de contrair gonorréia, sífilis, hepatite B, vaginose bacterial, piolho pubiano,

O que os pais do século XXI precisam saber

molluscum contagiosum, escabiose ou sarna e uretrite não-específica. (Talvez porque as aulas de educação sexual enfatizem mais os perigos do sexo do que seus prazeres que nossos pré-adolescentes e adolescentes sejam mais bem informados sobre essas doenças do que nós; pergunte a eles.)

Os primeiros casos de Aids foram diagnosticados em 1981; o vírus HIV e suas formas de transmissão foram descobertos em 1985. As crianças e os adolescentes de hoje nasceram depois que o HIV e a Aids já faziam parte da vida, e isso afetou a maneira de eles entenderem tanto a própria sexualidade deles quanto a nossa preocupação. Uma jovem aluna me disse há alguns anos: "Eu sei que o sexo pode me matar". Talvez isso nos choque um pouco, por termos crescido em plena revolução sexual.

Tão assustadoras quanto a Aids, temos que proteger nossos filhos também de outras doenças sexualmente transmissíveis. Várias DSTs não têm cura, e muitas, como a clamídia, são assintomáticas. Nossos adolescentes podem estar infectados e não sabem. Hoje já sabemos que um tipo particular de vírus do papiloma humano é responsável pelo câncer cervical (outros não são, e uma nova vacina está sendo desenvolvida para nos proteger desse tipo que provoca câncer). A clamídia mal tratada pode causar infertilidade. Pelo menos uma em seis mulheres da nossa geração descobriu ao longo de um sofrido tratamento para engravidar que tinham danificado a tuba uterina em relações sexuais não-protegidas em décadas anteriores.

O que Pais Afirmativos podem fazer

O estilo de criação também faz diferença nas decisões sexuais dos adolescentes. Proibir seu filho/a de namorar significa

Crie filhos sexualmente saudáveis: informe-se

que você não quer saber se ele/a tem um parceiro romântico. Pré-adolescentes já me confidenciaram que têm namorado/a na escola, mas seus pais os matariam se soubessem. O mesmo se dá com os adolescentes. Dizer a eles "se eu descobrir que você tem camisinha na mochila, ficará de castigo por seis meses" significa que eles se protegerão menos, e não que farão menos sexo. Pais Autoritários precisam entender que impor a lei quando se trata de romance e sexo não aumenta a probabilidade de que os filhos se abstenham. Pais Afirmativos sabem que seus filhos têm um parceiro romântico, estabelecem os limites de até onde podem chegar e quanto podem ficar sozinhos, e procuram o parceiro.

1. Educar os filhos sobre sexualidade desde cedo

É crucial que os pais conversem com os filhos sobre sexualidade, incluindo-se controle de gravidez e uso de camisinhas para evitar doenças sexualmente transmissíveis, antes que eles se vejam diante dessas situações – o que pode acontecer mais cedo do que você espera. Pais Afirmativos aceitam a possibilidade de que seus filhos se envolvam sexualmente durante a adolescência. E é bem provável que isso aconteça, especialmente se eles estiverem apaixonados e especialmente quando estão terminando o ensino médio e entrando na faculdade. Em um estudo feito pela Society for Adolescent Medicine, mais de seis em dez pais disseram se preocupar com o comportamento sexual dos filhos, mas surpreendentes mais de oito em dez não acreditavam que seus filhos tivessem algum envolvimento sexual. Aceitar a possibilidade é diferente de permitir que os filhos tenham relações sexuais; as ações dos pais podem ajudar os jovens a adiar a primeira vez.

O que os pais do século XXI precisam saber

2. Transmitir os seus valores

Saiba que faz diferença como você lida com questões sobre sexualidade e como transmite seus valores sobre sexo a seus filhos. Um estudo com mais de mil adolescentes de todo o país concluiu que, nos lares em que os pais deram mensagens claras aos filhos desaprovando as relações sexuais, os adolescentes se mostraram mais dispostos a adiar a primeira vez e a ter menos parceiros que os adolescentes que não tinham conversas tão explícitas com os pais. Outros estudos indicam que os lares onde pais e adolescentes conversam abertamente sobre sexualidade, não só é maior a probabilidade de estes últimos adiarem a primeira relação como também a de usar anticoncepcional e camisinha quando tornarem-se sexualmente ativos. Por exemplo, já se sabe que quanto mais as mães conversam com os filhos sobre controle da natalidade e uso de camisinha, mais eles usam esses recursos.

3. Estabelecer limites para os encontros

Uma regra que considero muito importante é que os filhos tenham parceiros de acordo com a sua idade. Meninas que saem com meninos com diferença de idade superior a dois anos e mais de dois anos à frente na escola têm muito mais probabilidade de ter relacionamentos sexuais e fazer sexo sem proteção. E desconfio que o mesmo vale para meninos com namoradas ou namorados muito mais velhos, embora nenhuma pesquisa comprove isso. Fazer com que os adolescentes aceitem a regra de não sair com pessoas mais velhas diminuirá em muito a probabilidade de eles se envolverem em relacionamentos sexuais.

Por outro lado, Pais Permissivos que ignoram a sexualidade dos adolescentes ou que os deixam ficar com o namorado/a no

Crie filhos sexualmente saudáveis: informe-se

quarto com a porta fechada ou quando não há adultos na casa são ingênuos de achar que eles não terão comportamentos sexuais. Estudos indicam que os adolescentes vindos de lares permissivos e também de autoritários têm mais probabilidade de manter relações mais cedo do que outros cujos Pais Afirmativos conversam sobre seus valores em relação a sexo. Pais Afirmativos dizem aos filhos adolescentes que preferem que eles não iniciem a vida sexual no ensino médio (ou até terem um relacionamento firme, estejam noivos, casados ou sob qualquer outro vínculo mais sério), mas, se quiserem ter, devem saber que é importante se proteger. Segundo vários estudos, os adolescentes que recebem essas duas mensagens têm mais probabilidade de adiar a primeira relação e estarem prevenidos quando ela acontecer. Os programas educacionais que transmitem essas mensagens ajudaram mais os jovens a adiar a primeira relação do que os programas de abstinência.

4. Supervisionar e monitorar

Faz diferença supervisionar e monitorar seus filhos adolescentes. Todo mundo sabe que quando os adolescentes têm permissão para ficar com seus parceiros no quarto com a porta fechada, ou ir a festas sem a supervisão de adultos, a probabilidade de eles experimentarem comportamentos sexuais é bem maior. Os adolescentes sabem que terão pouco tempo em casa até chegarem outros membros da família, então abreviam o que fazem sexualmente. Tanto as justificativas do tipo "porque eu não quero" quanto as ameaças – ou, inversamente, atitudes do tipo "é típico de adolescentes" aliadas a pouca supervisão – incentivam os comportamentos sexuais.

Como outras questões que já discutimos, fará diferença estabelecer limites em conjunto, ter expectativas claras e supervisio-

O que os pais do século XXI precisam saber

nar e monitorar. Jovens homossexuais talvez tenham mais tempo não supervisionado para as suas experimentações sexuais; porque os pais sempre partem do princípio de que os filhos sejam heterossexuais e não acham nada de mais que seu filho ou filha durma com um amigo/a no mesmo quarto e até na mesma cama. Talvez você se incomode com isso, mas vários amigos meus homossexuais tiveram suas primeiras relações sexuais nessas situações absolutamente insuspeitas.

5. Falar quantas vezes forem necessárias

Pais Afirmativos sabem que é importante conversar sobre a sexualidade em todos os aspectos com os filhos adolescentes e manter aberto o diálogo. Às vezes, os pais não falam de sexo com os filhos porque temem despertar o interesse deles, e não falam de abstinência e controle de natalidade e camisinhas para não transmitir dupla mensagem. Não existe nenhum estudo que comprove que a comunicação adulto-criança sobre sexualidade, sejam eles pais ou professores, leve os adolescentes a ter relações sexuais mais cedo. A verdade é exatamente o oposto.

Quanto às mensagens duplas, fazemos isso com nossos filhos o tempo todo. Mandamos eles brincarem na rua, mas passarem protetor solar. Que os jovens motoristas não corram, mas usem cinto de segurança. Que não bebam, mas que não dirijam se beberem. Não há contradição no que dizem as "Mães contra dirigir embriagado": "Não perdoamos o consumo de bebidas e outras drogas... [mas] reconhecemos que os adolescentes possam cair em outras situações perigosas, e eles não merecem morrer por isso".

No caso do sexo, é uma gravidez indesejada, capaz de mudar a vida deles, ou uma doença sexualmente transmissível, que pre-

Crie filhos sexualmente saudáveis: informe-se

judica a saúde deles para sempre, se não matar. Há mais de vinte anos, eu disse no *Eagle Fórum* de Phyllis Schlafly, um programa da PBS: "É imoral dizer aos jovens: 'Diga não para não morrer'". E reafirmo isso como reverenda.

A única possibilidade é criar condições dentro de casa para conversar com os filhos sobre sexualidade. Comece literalmente nos primeiros anos de vida, quando seu filho ainda usa fraldas. E nunca é tarde para começar.

6. Orientar as decisões dos filhos sobre sexo

Um dos assuntos mais importantes para conversar com os filhos adolescentes é sobre se eles estão preparados para ter relações sexuais de qualquer tipo e se saberiam estabelecer limites e mantê-los. Os pais querem que os filhos digam não, mas não dizem quando eles devem dizer sim e quais os comportamentos que consideram adequados para a idade deles. Primeiro saiba quais são os seus valores em relação aos comportamentos sexuais que você transmitiria aos seus filhos – o que você diria a eles sobre moralidade e intercurso pré-nupcial. Converse com o seu parceiro/a. Vocês querem que as crianças esperem até o casamento para ter relações sexuais, até os 20, 30 anos, ou que jamais tenham essa experiência? Esperam que elas terminem o ensino médio ainda virgens? Querem que elas se apaixonem pela outra pessoa e assumam um compromisso? Já pensaram se há uma idade aceitável ou se depende da maturidade dos filhos e da estabilidade da relação? Vocês querem aprovar quem eles escolhem como par romântico ou confiam no julgamento deles? Se acham melhor os filhos se absterem de sexo, que comportamentos esperam que eles evitem: Beijos? Orgasmos? Carícias genitais? Sexo oral? Intercurso pênis-vaginal? Sexo anal?

O que os pais do século XXI precisam saber

Pensar sobre essas questões não é fácil. Se já é difícil imaginar nossos filhos (de qualquer idade!) nus diante de um parceiro, o que dizer relacionando-se sexualmente! Acho que uma das razões para a popularidade das histórias divulgadas pela mídia sobre sexo oral é que elas mexem com o desconforto dos adultos diante da possibilidade de seus filhos adolescentes sentirem prazer erótico. É quase impossível para os pais, professores e educadores religiosos falar aos jovens sobre sexo oral e masturbação sem falar de prazer e relações sexuais; eles se sentem muito pouco confortáveis. Mas é exatamente isso que Pais Afirmativos precisam fazer. Se queremos que nossos adolescentes esperem para ter algum tipo de relação até estarem emocionalmente e neurologicamente maduros para arcar com as conseqüências, precisamos conversar com eles sobre os seus possíveis comportamentos sexuais. Conversarmos com nossos filhos que já estão no ensino fundamental II e médio, e mesmo os que já se encaminham para a faculdade, sobre o prazer e os benefícios de comportamentos que não envolvem penetração (masturbação, inclusive) permite que os orientemos em seu crescimento sexual. Para ser franca, já conversei com muitos jovens que saltaram do beijo para o sexo oral sem antes passar pelo aprendizado sexual e a lenta evolução da intimidade pelos quais nós passamos, e depois se arrependeram.

7. Conversar sobre o que é um relacionamento sexual ético e moral

Uma das conversas mais importantes que os Pais Afirmativos podem ter com os filhos é sobre as características de um relacionamento sexual ético e moral. Seus filhos precisam da sua ajuda e orientação para definir e manter os limites sexuais. Tanto faz que eu esteja trabalhando com adultos, alunos de faculdade, semina-

Crie filhos sexualmente saudáveis: informe-se

ristas ou secundaristas da minha igreja; ensino a todos os cinco critérios de um relacionamento sexual moral. Ele deve ser:

- Consensual
- Não-abusivo
- Sincero
- Mutuamente prazeroso
- Protegido contra gravidez e qualquer tipo de DST

Pergunto aos alunos como eles reconheceriam a presença desses cinco critérios, e em geral eles identificam o que chamo de Três Condições: Tempo (conhecer melhor a outra pessoa), Comunicação (conversar sobre desejos, comportamentos sexuais e proteção) e Valores (o que representa para cada um a ocorrência de cada comportamento sexual). Sugiro que os alunos memorizem as cinco características e examinem se estão todas presentes antes de ir além de um beijo com um parceiro. Sugiro que dêem mais tempo e conversem mais se faltar alguma característica ou se elas não estiverem bem claras. Acredito firmemente que haveria menos adolescentes tendo relações sexuais ou praticando sexo oral se os jovens avaliassem seus relacionamentos pautados por esses critérios; os adultos também tomariam decisões melhores a respeito do assunto se o fizessem.

Os critérios têm maior rigor ético do que querer que os jovens esperem até casar para ter relações sexuais. E aplicam-se aos relacionamentos sexuais, antes e depois do casamento. Eles servem para todos, meninos e meninas, independentemente da idade e da orientação sexual. Você pode ter outros critérios morais baseados nos valores familiares que queira transmitir aos

O que os pais do século XXI precisam saber

seus filhos, mas a questão aqui é orientá-los a estabelecer os limites sexuais. Mesmo que você queira que seus filhos cheguem virgens ao casamento, ainda assim eles devem ser orientados sobre os comportamentos que você considera apropriados e sobre as estratégias para evitar comportamentos que você condena.

É importante também conversar com os adolescentes que o consumo de álcool e drogas afetará a capacidade deles de tomar decisões saudáveis em relação a sexo. Quase um quarto dos alunos do ensino médio consumiu álcool e drogas antes da última relação sexual. Muitos jovens com os quais venho trabalhando ao longo dos anos fizeram o mesmo e usam isso para justificar a irresponsabilidade de seus comportamentos sexuais.

Claro que a nossa preocupação com o consumo de álcool por adolescentes vai muito além do que meramente deixá-los menos inibidos para o sexo. No próximo capítulo falaremos mais sobre álcool e drogas.

TESTE O SEU FATOR MEDO

1. Em comparação a quinze anos atrás, o consumo de bebidas alcoólicas entre alunos do ensino fundamental I nos EUA:
a. Aumentou.
b. Diminuiu.
c. Permanece o mesmo.

2. Em comparação a quinze anos atrás, o consumo de bebidas entre alunos do ensino médio nos EUA:
a. Aumentou.
b. Diminuiu.
c. Permanece o mesmo.

3. Em comparação a década passada, as bebedeiras em festas nos EUA:
a. Aumentaram.
b. Diminuíram.
c. Permanecem iguais.

4. Em comparação a trinta anos atrás, o consumo de maconha entre adolescentes americanos:
a. Aumentou.
b. Diminuiu.
c. Permanece igual.

5. A porcentagem de pessoas que fuma maconha e tem problemas com drogas nos EUA é:
a. 50%.
b. 25%.
c. Menos de 10%.

Respostas: 1.b; 2.b; 3.b; 4.b; 5.c.

Capítulo 7

TRISTES NOTÍCIAS: ÁLCOOL, DROGAS E EDUCAR FILHOS RESPONSÁVEIS

Quando eu entrevistava os pais para este livro, uma queixa muito comum era que o consumo de álcool estava fora de controle entre os jovens e o de drogas só aumentava. Os pais me diziam que tanto os filhos que cursavam o ensino fundamental II quanto o ensino médio viviam sob forte pressão dos colegas para beber e fumar, e que o álcool estava por toda parte. Os adolescentes me disseram que "todos" os amigos bebiam, e que a maioria deles não achava nada de mais em se drogar. A mídia alimenta a preocupação dos pais dizendo que o consumo descontrolado de álcool é um problema que só faz aumentar e que a maconha é muito mais perigosa hoje em dia do que nas décadas de 1960 e 1970.

Será verdade?

Fatos *vs* medos

Assim como vários outros assuntos que já abordamos, os números sobre o consumo de álcool e droga entre os adolescentes contradizem o que se lê e ouve na mídia. Por exemplo, a proporção deles que toma bebida alcoólica está caindo, e não aumentando. Em 1991, a metade declarou ter consumido uma dose de álcool uma vez ou outra nos trinta dias anteriores; em 2005, esse número caiu para 43%, alguns pontos percentuais, só entre os meninos. Houve uma leve diminuição no número de adolescentes que beberam pela primeira vez (mais que alguns poucos goles) antes dos 13 anos, um pouco mais de um quarto (25,6%). De fato, um levantamento anual detectou o mais baixo índice de consumo alcoólico em 38 anos, entre os calouros universitários.

Tristes notícias: álcool, drogas e educar filhos responsáveis.

Os jovens de hoje começam a beber mais ou menos na mesma época que nós começamos; pouco mais de um quarto da turma de 1975 e um quarto da turma de 2005 disseram ter bebido ao menos uma dose de álcool antes de concluir a 8ª série. A idade média que os nossos jovens bebem a primeira dose é 14 anos. Mas entre os alunos que estão terminando o ensino médio, o hábito de beber está longe de ser universal: um quarto dos que cursavam o 3º ano do ensino médio disseram jamais ter consumido qualquer tipo de bebida alcoólica, e quatro em dez disseram nunca ter se embriagado.

Sabia que os adultos bebem muito mais? O número deles que se excede na bebida só aumenta (consomem quatro ou mais doses de uma só vez); e 6% são considerados pelos Centers for Disease Control bebedores crônicos (consomem em média duas ou mais doses diariamente), 3% a mais que em 1990. Embora 6% não sejam muita coisa, nunca saiu nenhuma matéria na mídia sobre o consumo de álcool entre os adultos ter aumentado 100% nos últimos quinze anos. O fato é que os filhos daqueles bebedores regulares têm acesso mais fácil à bebida e, portanto, mais probabilidade de beber.

Não é novidade também que consumíamos mais drogas quando éramos adolescentes do que se consome hoje. Segundo o Monitoring the Future, o levantamento anual sobre o consumo de drogas e álcool por adolescentes desde 1975, o consumo de drogas cresceu entre 1978 e 1999, mas vem caindo consistentemente desde então. Alcançou um pico na campanha governamental "Diga não às drogas", mas isso foi quando a geração nascida no pós-guerra declarou-se usuária publicamente. Lembra-se da famosa declaração de Bill Clinton: "Fumei, mas não traguei"? Em 1976, descobriu-se que mais da metade (52,8%) dos alunos que terminavam o ensino médio já tinham experimentado maconha;

O que os pais do século XXI precisam saber

em 2005 eram 47,6%. Ou seja, os adolescentes do ensino médio estão fumando menos maconha do que nós na idade deles. Você já deve ter ouvido falar que a maconha é mais forte hoje do que era na nossa adolescência. Lembra-se da famosa frase de 2002: "Não é a maconha que seu pai fumou", e da matéria do *Washington Post* declarando abertamente que a maconha estava trinta vezes mais forte? Alguns dizem que era "só" dez ou vinte vezes mais. Segundo o WebMD, a potência da maconha, hoje, é 560% superior do que em 1975. Mas, segundo o National Institute on Drug Abuse, que financiou a Universidade do Mississipi para testar amostras de maconha durante mais de dezoito anos, a potência delas é de 2 a 4% superior, e que os "níveis médios de seu componente ativo, o THC, saltou de 3,3% em 1985 para 8% em 2005".

Outro mito é que a maconha é o primeiro passo para as drogas mais fortes. Os dados de pesquisa mostram que mais de nove em dez pessoas que consomem maconha não se tornam dependentes nem buscam outras drogas (embora a proporção seja superior entre os jovens que começaram a fumar maconha no início da adolescência). O estudo Monitoring the Future concluiu que, entre os adolescentes, fumar maconha não leva ao consumo de outras drogas ou a outros comportamentos de risco (embora aumente a vontade de fazer sexo).

Tal como antes, algumas organizações usam táticas alarmistas para manter os jovens longe do álcool e das drogas. Lembra-se daquele comercial "Este é o seu cérebro. E este é o seu cérebro com drogas", mostrando um ovo estalado em uma frigideira? Nem o mais radical dos profissionais contrários às drogas admitiria a eficácia dessa campanha para manter os jovens afastados delas. Um anúncio de tevê muito assistido advertia os jovens que cheirar produtos domésticos fazia o cérebro acreditar que estava se

Tristes notícias: álcool, drogas e educar filhos responsáveis

afogando – e mostrava uma menina abraçada a um urso de pelúcia, afogando-se em um quarto inundado.

A Partnership for a Drug-Free América usa essas táticas alarmistas também com os pais. Um anúncio recente de página inteira trazia a chamada "Réquiem para um jovem adolescente", sobre os perigos de cheirar produtos de limpeza. Chamou a minha atenção, mas, sinceramente, não me levou a conversar com meu filho sobre o perigo dos inalantes. E, claro, o anúncio não se preocupou em dizer aos leitores que o uso de inalantes tem diminuído consistentemente nos últimos quinze anos e alcançou seus níveis mais baixos em 2005. Cheirar cola de borracha, aerossóis *spray*, tintas e afins para "dar barato" vem diminuindo consistentemente de incríveis 20% em 1995 para pouco mais de 12% hoje. E, mesmo assim, isso representa mais de um em dez alunos do ensino médio envolvidos nessa prática perigosa.

Os desafios do século XXI

Embora os números estejam diminuindo, a quantidade de jovens que usa e abusa de bebidas alcoólicas e outras drogas é muito grande. A nossa geração também consumia, mas com algumas diferenças do que se vê hoje em dia.

Consumo de álcool

Saiba que 60% dos adolescentes já consumiram bebida alcoólica ao menos uma vez. A passagem para o ensino fundamental II e da 7ª para a 8ª série é o momento mais propício para experimentar bebidas alcoólicas. Treze por cento das crianças com 12 anos já beberam, mas a proporção salta um quarto aos 13 anos e atinge 37% aos 14 anos. Perturbadores 10% entre 9 e 10 anos de idade já

O que os pais do século XXI precisam saber

estão bebendo. A passagem do ensino fundamental II para o ensino médio é uma fase especialmente vulnerável, porque a pressão dos colegas começa a aumentar. É importante impor regras claras de não-consumo e conseqüências se você vier a saber que o seu filho pré-adolescente andou bebendo. Talvez seja a hora de fechar o bar da sala a sete chaves, principalmente se as crianças ficam sozinhas em casa depois das aulas e à noite. E o consumo de bebidas alcoólicas entre os adolescentes mais velhos? O Dr. David J. Hanson, sociólogo e professor emérito da State University of *Nova York* em Potsdam, vem estudando esse assunto há mais de vinte anos. Para ele, os pais deveriam ensinar os jovens a beber com moderação e responsabilidade e, da mesma forma que os programas de abstinência sexual, só a proibição não funciona. Ele diz que pais abstêmios poderiam exigir que os filhos também fossem. Mas em lares onde os pais têm histórico de alcoolismo, é especialmente importante conversar com os filhos sobre não beber em razão da propensão genética para o vício.

O Dr. Hanson disse também que "a preocupação deve ser muito maior com o abuso do que com o consumo de bebidas alcoólicas entre os adolescentes". Em outras palavras, é muito mais preocupante esse um quarto de jovens que bebe três ou quatro doses seguidas do que os quatro em dez que só bebem uma dose ao longo do mês. Dirigir depois de beber meia cerveja é menos perigoso do que beber a noite inteira e pegar o carro depois. Embora eu concorde com o Dr. Hanson que o abuso seja muito mais preocupante, Pais Afirmativos estabelecem regras claras de não-consumo fora de casa aos filhos pré-adolescentes e adolescentes. E não só evitam que os filhos se envolvam em atividades ilegais como os ajudam a resistir à pressão dos amigos e se afastar

Tristes notícias: álcool, drogas e educar filhos responsáveis

das oportunidades de exceder-se na bebida. Além de controlar o consumo, ensinam a beber com moderação.

O problema é que nem todos os pais estão dispostos a estabelecer regras de não-consumo fora de casa. Muitos acreditam que o consumo social de álcool entre os adolescentes é inevitável e deve ser tolerado, e que seus filhos ficarão isolados se forem proibidos de beber em festas. Na cidade em que se localiza a minha igreja, os pais estão se mobilizando para derrubar o projeto que visa aumentar o valor da multa para adolescentes que forem pegos consumindo bebida alcoólica em festas e lugares públicos. Esses pais, todos eles moradores de subúrbios ricos, me disseram que não se importam que seus filhos bebam, desde que não dirijam; fingem que não vêem os filhos chegarem bêbados em casa depois de passar a noite fora de casa. Muitos acham que não podem fazer nada. Um deles me disse, dando de ombros: "Não gosto que ela beba, mas se as amigas bebem..."

Alguns pais permitem que os adolescentes consumam bebida alcoólica em festas desde que prometam não dirigir – eles abrem o bar e escondem a chave do carro. Outros preferem que os filhos durmam onde estão. (Devido à estreita relação entre consumo de bebida alcoólica e sexo, esse é o caminho mais curto para a gravidez e as DSTs.) Pais Permissivos fazem vistas grossas a que seus filhos freqüentem ou dêem festas sem a supervisão de adultos, onde é permitido levar e consumir bebidas alcoólicas. Amigos meus me achavam rígida demais com minha filha Alyssa na adolescência; eu era a única mãe que ligava para saber se haveria um adulto responsável na casa em que a festa aconteceria. E, antes de ela começar a dirigir, tínhamos um código para sair das festas que saíam do controle. Ela ligava e dizia: "Mãe, estou ligando

O que os pais do século XXI precisam saber

como você pediu", mas queria dizer, "Venha me buscar". Seu filho pode enviar uma mensagem de texto sem que ninguém veja pedindo que vá buscá-lo. Uma adolescente me contou que finge estar se sentindo mal, entra no banheiro e liga para os pais, se houver muita bebedeira na festa.

Permitir que adolescentes que você conhece pouco bebam na sua casa passará a mensagem a seu filho de que ele também pode beber quando sai; e em muitos estados americanos isso é proibido. Por exemplo, em 2006 Connecticut aprovou uma lei punindo os adultos por permitir que menores bebam em sua propriedade. A multa é de 500 dólares e condenação a um ano de cadeia.

Não admira que os adolescentes bebam tanto, particularmente os que moram nas regiões mais ricas. A Dra. Suniya Luthar da Universidade de Columbia estudou os adolescentes dos subúrbios e os que moram no centro da cidade. Concluiu que os primeiros apresentam índices de consumo alcoólico muito mais altos em comparação aos que moram no centro; além de beber com mais freqüência, eles têm mais chance de se tornarem bebedores regulares.

Adolescentes que consomem bebidas alcoólicas também têm muito mais chance de experimentar drogas do que os que não bebem. O consumo de drogas está relacionado à rebeldia e a comportamentos de risco em ambos os grupos. Meninas de famílias abastadas apresentam os mais altos índices de consumo de substâncias de qualquer tipo; comparadas a outras adolescentes, elas consomem mais cigarros, álcool e maconha, enquanto os meninos consomem drogas mais pesadas. Os adolescentes que moram no centro consomem bem menos. Isso se deve em parte ao fato de os primeiros terem mais dinheiro para comprar drogas e, segundo os especialistas e pesquisadores em criação

Tristes notícias: álcool, drogas e educar filhos responsáveis

de filhos, também ao distanciamento dos pais e à alta expectativa de sucesso em relação aos filhos. Os adolescentes de subúrbio reportam mais ansiedade e índice de depressão mais alto que os que vivem no centro, ambos indicadores propícios para o consumo de álcool e outras substâncias.

Os adolescentes bebem e usam drogas pelas mesmas razões que os adultos – para experimentar, curtir, ser aceito pela turma, fugir do tédio ou por pura pressão do grupo. Os meninos sofrem mais pressão para experimentar álcool e drogas. Ao contrário da imagem transmitida pela mídia de que o viciado em drogas é rebelde e solitário, quanto mais popular for o jovem, mais chance ele tem de beber. Outra causa é querer se livrar da ansiedade e de sentimentos depressivos.

A idade para o consumo legal mudou

Os pais da minha idade podiam beber legalmente aos 18 anos. Em 1984, o Congresso americano aprovou a lei da Idade Mínima para Beber, obrigando todos os estados a aumentar para 21 a idade mínima para o consumo de álcool, ou perderiam os recursos federais para a manutenção de estradas. Todos aumentaram. Hoje, a idade mínima legal para beber no país é a mais alta do mundo. Muitos profissionais de saúde pública e educadores consideram essa política equivocada; e eu também.

Talvez você se lembre de que só podia beber na faculdade em ocasiões sociais (lembro-me dos licores que bebia com os professores); hoje os estudantes se encharcam de álcool dentro dos dormitórios, antes de a festa começar. É a chamada "pré-festa", quando os alunos tanto do ensino médio quanto da faculdade já chegam bêbados a eventos "não-alcoólicos". Em vez de ensinar

O que os pais do século XXI precisam saber

aos jovens adultos a beber com moderação em festas, essa lei encoraja o consumo excessivo em pouco tempo. Vários reitores de universidades solicitaram a diminuição da idade mínima nacional para o consumo de bebidas alcoólicas, como forma de reduzir os excessos nos campus e ensinar a moderação.

Isso levanta um problema interessante para quem tem filhos na faculdade. Muitos passam o semestre fora, em lugares onde têm permissão legal para beber. Os pais não fazem objeção que o filho universitário beba uma cerveja ou uma taça de vinho durante o jantar. Parece sensato, então, ensinar a nossos filhos quase adultos a beber com moderação e demonstrar preocupação com os excessos. Mas ainda é ilegal beber antes dos 21 anos, portanto devemos escolher os valores que iremos transmitir aos nossos filhos.

Consumo de maconha e outras drogas

Saiba que um em cinco alunos do ensino médio fuma maconha regularmente. A idade média para a primeira vez baixou, e isso é preocupante. Se a geração pós-guerra provou maconha pela primeira vez já na faculdade, hoje, as crianças estão começando quando entram no ensino fundamental II. Dez por cento dos jovens fumam maconha pela primeira vez aos 13 anos, o que é particularmente perigoso. Tal como outros comportamentos adultos, se 10% dos alunos do ensino médio já estão se drogando, quem garante que os demais 90% não estejam?

Outra tendência preocupante é que a experimentação de outras substâncias, além da maconha, também aumentou entre os jovens nos últimos 15 anos, embora o número de usuários ainda seja pequeno. Em 1991, 6% dos alunos tinham experimentado cocaína; em 2005, já eram quase 8%. O consumo de cocaína aumentou

Tristes notícias: álcool, drogas e educar filhos responsáveis

consistentemente entre 1991 e 1999, mas vem caindo desde 2001. O uso de esteróides subiu de 2,7% em 1991 para 4% em 2005. O uso de medicamentos controlados e de outros que podem ser comprados sem receita também está crescendo entre os jovens. Se nos anos 1970 as crianças conseguiam as drogas com os amigos mais velhos, hoje elas não precisam ir além do armário da cozinha ou da caixinha de remédios dos pais.

Depois da maconha, as segundas drogas ilícitas mais populares entre os adolescentes são os medicamentos de uso controlado. Um levantamento em nível nacional sobre o consumo dessas drogas, realizado em 2004, descobriu que um em cinco adolescentes usava sedativo só para "dar barato", e que esse número aumentou consideravelmente desde 1985. (Igualmente, o consumo de drogas controladas também é maior entre os adultos.) Os medicamentos preferidos dos adolescentes são OxyContin, Vicodin, Demerol, Valium, Sanax, e os remédios indicados para o distúrbio de déficit de atenção Ritalin e Dexedrine. Onde eles conseguem tudo isso? Nas nossas caixas de remédios.

Da mesma maneira que os adolescentes bebem, eles fumam maconha e se drogam porque recebem mensagens ambivalentes dos pais. Mais da metade da geração nascida no pós-guerra fumou maconha na juventude, e muitos ainda fumam ocasionalmente. Tenho de admitir que dá saudade sentir o cheiro de maconha em *shows* de música; como todos da minha geração, houve fases na faculdade em que me droguei, mas esse hábito deixou de fazer parte da minha vida aos 25 anos. É típico: a maioria dos usuários de maconha na fase da adolescência e da universidade pára de usar drogas ilegais depois de alguns anos de experimentação.

O que os pais do século XXI precisam saber

A "educação contra as drogas" funciona?

Nos últimos vinte anos, as crianças tem sido bombardeadas com informações anti-drogas muito antes de completarem 18 anos, com resultados variados (como se vê pelo aumento de consumo da maconha). Quase todo aluno do ensino médio nos Estados Unidos experimenta álcool e outras drogas com os colegas. Em Connecticut, estado em que moro, a educação contra as drogas começa na educação infantil e vai até o ensino médio. Quando meu filho tinha uns 10 anos já conhecia o nome e o efeito de algumas drogas ilegais com a mesma naturalidade que sabia o nome da rua em que morávamos. (Eu questiono se essa é uma informação importante para alunos do ensino fundamental I). Hoje, Greg já está na 8ª série e pouca coisa mudou nesse programa. Lembro-me de quando Alyssa ainda estava no ensino fundamental I e ficou incomodada quando servi uma taça de vinho ao meu marido antes do jantar. "Mãe, não faça isso. Não quero que vocês se tornem alcoólatras". Ela tinha aprendido isso na escola.

Os nossos alunos da 5ª série estão participando do programa Educação para a Resistência ao Abuso de Drogas (sigla em inglês, DARE). É aplicado em 80% das escolas distritais dos Estados Unidos a um custo superior a 1 bilhão de dólares ao ano. O programa é ministrado por oficiais da polícia, que em várias sessões aconselham crianças de 10 anos a não usar drogas, em geral usando táticas assustadoras. E, apesar de consumir grande parte dos nossos impostos, o DARE não funciona. O U.S. General Accounting Office, o U.S. Surgeon General, a National Academy of Sciences, o National Institutes of Health e o U.S. Bureau of Justice Assistance concluíram que o DARE não evita o consumo de drogas entre os jovens. Realmente, estudos rea-

Tristes notícias: álcool, drogas e educar filhos responsáveis

lizados em vários estados indicam que o programa aumenta a probabilidade de os jovens experimentarem drogas.

Mas nesses programas sempre há o elemento "tudo bem", e os mais espertos sabem como dar um retorno positivo aos policiais. A última tarefa de Alyssa no DARE era escrever uma redação sobre o programa. Ela vivia dizendo que o DARE era uma perda de tempo, mas fez a redação repleta de elogios, a ponto de dizer que tinha mudado a sua vida. Perguntei por que ela não havia sido sincera, e ela me disse: "Para não magoar o tenente e não repetir o ano".

Não estou defendendo uma atitude permissiva em relação à maconha ou qualquer outra droga, e sim adotar algumas perspectivas. É claro que não quero que as nossas crianças do ensino fundamental II e do ensino médio tenham a química cerebral alterada, e acho positivo insistir na abstenção, como já se faz com o álcool. Sei que o álcool e as drogas usados por crianças prejudicam a capacidade de julgamento e tomada de decisões, além de aumentar a probabilidade de envolver-se em comportamentos de risco como fazer sexo, badernas e dirigir carros, da mesma maneira que prejudicam os adultos.

Há razões de sobra para temer que nossos filhos adolescentes experimentem maconha. Vários sites de educação contra as drogas trazem razões pelas quais nossos filhos não devem fumar. Incluem-se aí problemas de memória, de resolução, mudanças de humor, depressão, ansiedade, menstruação precoce e ginecomastia (aumento dos seios em meninos). As pesquisas sobre o impacto da maconha no comprometimento da saúde de crianças mais novas também ajudam muito. Ninguém aprecia saber que 5% das crianças da 5ª série já provaram maconha. Segundo a American Academy of Pediatrics, fumar maconha com freqüência durante a puberdade traz sérios riscos de infertilidade; relaciona-

O que os pais do século XXI precisam saber

dos à diminuição da contagem de espermatozóides, à mobilidade espermática mais lenta e à ovulação irregular. O impacto potencial do álcool e das drogas no desenvolvimento cerebral também é claro: não só aumenta a dificuldade que os jovens já têm de tomar decisões sem ingerir substâncias, como compromete o raciocínio e o desenvolvimento cerebral. Outras pesquisas indicam que quanto mais cedo o jovem começa a fumar maconha, maior é a probabilidade de que se torne um viciado.

Mas a maioria dos sites sobre o consumo de maconha por jovens que estão saindo da adolescência, universitários e também por adultos admite que o perigo está no uso freqüente e de longo prazo, e não na experimentação ocasional. Segundo o WebMD, o uso freqüente e prolongado "contribui para desenvolver certos tipos de câncer, problemas pulmonares, similares aos dos fumantes, como tosse e chiados, e enfraquecimento do sistema imunológico", bem como doenças cardíacas, pulmonares e do sistema reprodutivo. Mas o uso freqüente definido como mais de vinte dias por mês corresponde a uma pequena proporção de jovens que já experimentou a droga.

Em minha reunião da faculdade deste ano, uma das colegas, a Dra. Andrea G. Barthwell, que havia sido Diretora do Office of National Drug Control Policy na primeira administração Bush, deu uma palestra sobre o consumo de maconha entre os jovens. Ela falou da necessidade de leis mais severas e sobre o papel dos pais. A platéia era na maioria formada por filhos da geração do pós-guerra que não levaram a sério o alerta porque o problema ainda não tinha batido à sua porta. Nove entre dez pessoas ali presentes não acreditavam que a maconha levasse a drogas mais fortes, nem causasse dependência em fumantes esporádicos.

Perguntei à Dra. Barthwell: se o consumo recreativo da maco-

Tristes notícias: álcool, drogas e educar filhos responsáveis

nha não provoca problemas de saúde nem dependência, por que nossos filhos universitários não podem fumar? E ela disse apenas: "Porque é ilegal". Tudo bem, concordo, mas nem por isso deixamos de fumar há vinte, trinta anos, e provavelmente nossos filhos também não deixarão. Mas há muitas outras razões para que os nossos adolescentes não experimentem maconha e outras drogas, e, se o fizerem, terão de arcar com as conseqüências.

Liguei para a Dra. Barthwell depois da reunião para saber o que ela tinha achado das reações da platéia. Ela não se surpreendeu. As informações que os pais do pós-guerra e da Geração X tinham sobre a maconha vinham da própria experiência e eram bem diferentes das que recebemos hoje. Para ela, os pais deveriam impor a política de "não-uso", porque a maconha está mais perigosa e porque, quanto mais cedo eles começam, mais altos são os índices de abuso e conseqüências negativas. Para ela, os pais devem dizer aos filhos que fumar maconha não é seguro e porque esse não é um comportamento inevitável entre os jovens.

O que fazem os Pais Afirmativos

A educação afirmativa faz diferença se os filhos irão experimentar, usar ou abusar de álcool e drogas. Ninguém pode garantir que não experimentem, mas as chances são menores. A pesquisa indica que os pais podem ajudar os filhos a adiar a primeira vez e assim reduzir o uso experimental dessas substâncias.

Por exemplo, filhos de Pais Permissivos e Ausentes têm mais probabilidade de começar a beber mais cedo. Em média, os filhos de Pais Permissivos começam a beber um ano antes que os filhos de Pais Ausentes, e dois anos antes que filhos de Pais Autoritários e Afirmativos. Os filhos destes últimos têm menos

O que os pais do século XXI precisam saber

probabilidade de beber e se drogar, mas só os de Pais Afirmativos apresentam índices significantemente baixos de envolver-se em badernas e bebedeiras na faculdade. Os filhos de pais que estabelecem limites para o consumo de álcool, que sabem de antemão quais serão as conseqüências se beberem (como não ir a festas não supervisionadas por adultos e ligar para os pais na hora de voltar para casa) bebem menos ou não bebem. O controle reduz o consumo de álcool especialmente entre os meninos. Os Pais Afirmativos podem fazer muita coisa.

1. Envolver-se na vida dos adolescentes

Não só faz diferença em relação ao consumo de álcool e drogas, como em relação ao sexo e aos comportamentos de risco. Saber aonde eles vão depois da aula, conhecer os amigos, estabelecer limites de comportamento, definir as consequências e aplicá-las com firmeza, tudo isso diminuirá a probabilidade de seus filhos usarem álcool e drogas. Os jovens que têm forte conexão com os pais têm menos possibilidade de beber e fumar maconha.

Comunicação clara, apoio emocional e até manifestações físicas de afeto entre pais e filhos diminuem o risco de consumo. Alguns estudos mostram que a alta expectativa dos pais quanto ao desempenho acadêmico também leva ao consumo de álcool e outras substâncias – a pressão excessiva costuma causar efeito inverso, como os jovens buscarem nas drogas um alívio para o estresse.

2. Dar segurança aos filhos

Pais Afirmativos querem garantir a segurança dos filhos, apesar de não querer que eles bebam fora de casa ou se aproximem das drogas. Seu filho precisa saber que não deve entrar no carro do ami

Tristes notícias: álcool, drogas e educar filhos responsáveis

go que bebeu, mas também ouvir repetidamente que não deve beber fora de casa. As mensagens que transmitimos aos nossos filhos sobre relações sexuais e drogas são similares: não quero que você transe, mas, se o fizer, não quero que corra riscos, portanto, proteja-se. É horrível saber que um terço dos jovens de hoje entra em carro de motorista bêbado. O número é menor que em 1991, quando 40% dos jovens responderam afirmativamente a essa pergunta, mas ainda é perigosamente alto. Uma das regras indiscutíveis que devem ser impostas é que os adolescentes nunca, jamais, entrem em um carro cujo motorista tenha bebido ou usado drogas.

Mas é preciso que eles tenham opções de como chegar em casa, se eles se encontrarem nessa situação, por exemplo, "me ligue e irei buscá-lo"; "este é o número da Carona Segura; ligue se precisar". Também é preciso impor conseqüências concretas se seu filho entrar no carro de um motorista embriagado: um mês sem dirigir, não sair de carro com amigos, só ir a lugares em que possa chegar andando podem ser bons castigos.

3. Estabelecer conseqüências

Se o adolescente sabe que haverá conseqüências se ele beber ou fumar maconha, isso fará grande diferença no consumo dessas drogas. Adolescentes ricos sabem que os pais não querem que eles desrespeitem outros adultos significativos ou vão mal na escola, mas a maioria acha que os pais não se importariam se consumissem álcool. Segundo estudos, adolescentes que não temem as conseqüências impostas pelos pais tendem a beber mais. Dois terços disseram que perder o respeito e o orgulho dos pais é uma razão para não fumar maconha e usar outras drogas.

Quais seriam as conseqüências se você descobrisse que seu fi-

O que os pais do século XXI precisam saber

lho andou bebendo? Eis alguns exemplos de como aplicar as "conseqüências naturais" de que falamos anteriormente. Por exemplo:

- Se você beber e dirigir, não pegará o carro por determinado tempo.

- Se você tem 13 anos e eu descubro que andou bebendo com os amigos depois da aula, não poderá mais trazer amigos para casa sem a presença de um adulto, e entrará em um regime de liberdade supervisionada.

- Se for expulso de um acampamento ou de alguma atividade porque foi pego bebendo, terá de devolver o dinheiro da inscrição, não importa quanto tempo leve.

- Mesmo que você levante de ressaca, irá à igreja.

Combinar antecipadamente as conseqüências é a melhor coisa. Se o adolescente pensar "vou cair numa grande enrascada se beber", é muito menos provável que caia, especialmente se as conseqüências foram definidas em conjunto. Se os filhos tomarem decisões acertadas sobre o consumo de álcool, tomarão decisões acertadas em relação a outras drogas.

4. Dificultar o acesso

O fácil acesso às bebidas alcoólicas contribui para que os adolescentes bebam. Dois em três adolescentes que participaram de um estudo em âmbito nacional disseram ter fácil acesso às bebidas dentro de casa, sem que os pais percebessem. Seu filho tem facilidade para

Tristes notícias: álcool, drogas e educar filhos responsáveis

beber em casa, quando você não está? Fiz essa pergunta em uma reunião de pais, e todos disseram que sim. Todos tinham armários de bebida destrancados e cerveja e vinho na geladeira. A menos que haja casos de alcoolismo na família, basta ensinar aos filhos moderação e consumo responsável de álcool. Como? O Dr. Hanson explica que os adultos devem ser exemplos de comportamentos saudáveis. Você permite que seu filho pré-adolescente beba um gole de seu copo? O Dr. Hanson sugere conhecer as leis do seu estado. Alguns têm leis que proíbem os pais de dar bebida alcoólica a filhos pequenos. Em casa, permitimos que nossos filhos provassem vinho e cerveja quando nos pediram; achamos melhor satisfazer a curiosidade deles.

5. Ter regras claras

Uma regra clara, não-ambígua, de não beber (mais que um ou dois goles num jantar em família), deve ser mantida até os filhos completarem pelo menos 15, 16 anos. Há dados convincentes de que as pessoas que começam a beber na infância têm muito mais probabilidade de ter problemas com álcool na adolescência e na vida adulta. Pesquisas provam que a memória e o aprendizado em ratos adolescentes que ingerem álcool são mais afetados que em ratos adultos. (Por uma questão de ética e moral, os pesquisadores não podem testar reações às drogas em grupos experimentais de adolescentes.) Como dissemos no capítulo 5, o cérebro está em pleno desenvolvimento nos primeiros anos da adolescência e pode ser prejudicado pelo consumo de substâncias.

6. Saber quem são os amigos dos filhos

Jovens cujos amigos bebem e usam drogas também podem fazer as mesmas coisas. É só uma possibilidade, mas a probabilidade

O que os pais do século XXI precisam saber

é bem maior. Muitos pais costumam acreditar que seus filhos não se envolveriam em comportamentos de risco nem sob pressão do grupo. Isso não é verdade. Se os amigos de seu filho estão se drogando, é provável que ele também se drogue. Converse com ele.

7. Saber reconhecer sinais de consumo de álcool e drogas

É mais fácil saber se seu filho anda bebendo do que se ele anda se drogando. Os sinais de que esteja usando drogas podem ser confundidos com oscilações emocionais normais na adolescência, e até com certos distúrbios mentais e físicos. Se seu filho apresentar sintomas desse tipo, leve-o a um profissional de saúde para uma avaliação.

Segue uma lista de sintomas que adaptei do Partnership for a Drug-Free America (www.drugfree.org). Eles sugerem que você fique atento a:

- Crianças mais quietas, recolhidas, cansadas, hostis e pouco cooperativas do que o normal.

- Crianças que ignoram os pais mais do que o normal.

- Problemas de relacionamento com membros da família e velhos amigos. Um novo grupo de amigos que usa drogas é sinal de que seu filho também está usando.

- Súbita queda nas notas e interesse em *hobbies*, esportes e outras atividades antes apreciadas. Se seu filho estiver matando aula e perdendo atividades, pergunte com quem ele está andando e o que está fazendo.

Tristes notícias: álcool, drogas e educar filhos responsáveis

Alguns sinais mencionados pela Partnership for a Drug-Free América são claros demais para passar despercebidos.

- Seu filho está roubando dinheiro em casa.

- Não está resfriado, mas tem sempre o nariz escorrendo e os olhos vermelhos.

- Não consegue manter uma conversa coerente com você.

- Os vidros de tranqüilizantes e sedativos da caixa de remédios da casa estão esvaziando rápido. (Se você usa esse tipo de medicamento e tem filhos adolescentes, dificulte o acesso. Tranque-os a chave. Conte as pílulas do frasco.)

- Você encontra apetrechos típicos de quem se droga: papel de enrolar, cachimbos e outros. Não se deixe convencer de que pertencem a um amigo.

Discutirei mais profundamente questões relacionadas a bisbilhotar e espionar os filhos no capítulo 9, mas a suspeita de que eles estão usando drogas é razão suficiente para invadirmos a privacidade deles. Prometi aos meus filhos que jamais leria a correspondência ou o diário deles, nem abriria gavetas e armários, a menos que desconfiasse de alguma coisa. E, embora eu não apóie testes experimentais em crianças e adolescentes, se seu filho usou droga alguma vez, não deixe de consultar um profissional de sua confiança.

É claro que será bem mais difícil tomar certas providências se você já experimentou drogas na juventude e, como a maioria de

O que os pais do século XXI precisam saber

nós, bebeu legalmente aos 18 anos. Esse é mais um desafio do qual nossos pais foram poupados.

"Pai, mãe, quantos anos vocês tinham?"

Hoje, os pais temem o momento em que terão que responder a perguntas como: "Mãe, com quantos anos você perdeu a virgindade?", "Pai, você já fumou maconha?", "Você bebia quando estava no ensino médio?" Lembro-me de uma coluna de Ellen Goodman no *Boston Globe* em que ela dizia que nossos pais fizeram de tudo e não se arrependem. E hoje não querem que os filhos façam.

Como responder a certas perguntas? A primeira coisa é preparar-se para ouvi-las e saber que valores você quer transmitir aos seus filhos. Que mensagens dará a eles sobre o envolvimento com sexo, drogas, cigarros e outras substâncias? Espera que eles se abstenham hoje? Quando estiverem no ensino médio? A vida toda? Os valores e as expectativas que você transmite a seus filhos seriam os mesmos se eles fossem mais velhos?

Reveja a própria história e avalie se ela se apóia ou se afasta desses valores. Como eu era uma "boa menina" no ensino médio, as respostas que dou aos meus filhos são todas baseadas em "quando eu estava na faculdade". Por tudo o que sei sobre o desenvolvimento do cérebro adolescente e pela certeza de que meus filhos terão habilidade e maturidade suficientes para tomar decisões na vida, tudo me leva a crer que eles também esperarão entrar na faculdade.

E, se você começou muito cedo a beber, fazer sexo e usar drogas, mas prefere que seus filhos esperem mais, esclareça as dúvidas deles em relação à sua história. Sim, eles têm curiosidade de saber o que fizemos e por isso querem saber quando estarão prontos para tomar as próprias decisões.

Tristes notícias: álcool, drogas e educar filhos responsáveis

Não acho que devamos abrir completamente a nossa história sexual ou de uso de substâncias. Se você fez essas coisas antes do que gostaria que seus filhos fizessem, diga, por exemplo: "Não me sinto à vontade para abrir certas partes da minha vida pessoal". Mas, se a pergunta é se eles estão prontos para experimentar sexo (álcool, cigarros e outros), sobre isso, sim, vocês devem conversar. Com que idade você acha que seria?

Ou, então, conte a sua história e explique por que eles não devem fazer o mesmo que você: "Eu bebi pela primeira vez na 8ª série e me embriaguei no 1º ano do ensino médio. Hoje reconheço que fiz uma grande besteira, porque fui pego em flagrante, meus pais perderam a confiança em mim e eu perdi certos privilégios. Também arrisquei a saúde inutilmente. Consumir álcool muito cedo prejudica o desenvolvimento do cérebro".

Seja qual for a sua estratégia, o objetivo é transformar o assunto em diálogo, e não em preleção. Tenho um cartaz em minha sala onde se lê: "Todos precisam de alguém que os ouça". É o contrário de "falar", e inclui as crianças e os adolescentes. Devemos buscar o equilíbrio da Paternidade Afirmativa: compartilhar valores, estabelecer limites em conjunto, impor conseqüências e cumpri-las, e amar e educar nossos filhos. Queremos também que eles saibam como agir caso se sintam pressionados pelo grupo.

O consumo de álcool e drogas já era problema na nossa adolescência. Hoje os desafios são outros. No próximo capítulo, trataremos de dois grandes medos dos pais de hoje em dia – rapto e abuso sexual.

TESTE O SEU FATOR MEDO

1. O número de rapto de crianças nos EUA, em comparação a 1988, está:
a. Aumentando.
b. Diminuindo.
c. É o mesmo.

2. A incidência de abuso sexual infantil nos EUA, comparado a 1992, está:
a. Aumentando.
b. Diminuindo.
c. É a mesma.

3. Há mais probabilidade de crianças e adolescentes serem raptadas por pessoas que elas conhecem:
a. Na Internet.
b. Na rua.
c. No *shopping*.
d. Dentro da própria casa.

4. A menina tem mais probabilidade de sofrer abuso sexual:
a. De estranhos.
b. De um parente.
c. De um adolescente.
d. De um amigo da família.

5. Um menino tem mais probabilidade de sofrer abuso sexual:
a. De estranhos.
b. De um parente.
c. De uma adolescente.
d. De um amigo da família.

Respostas; 1.b; 2.b; 3.d; 4.b; 5.c.

Capítulo 8

VERDADES E MENTIRAS
SOBRE RAPTO E ABUSO SEXUAL

Lembra de quando você brincava na rua? Eu morava em um grande subúrbio nos anos 1960. Nas manhãs de sábado, saía de casa logo depois do café e só voltava para almoçar. Se você era como eu, não tinha "encontros para brincar" combinados entre os pais e na companhia deles; simplesmente ia para a rua ou ao parque perto de casa e procurava as crianças. Quando voltava para casa, ninguém perguntava onde eu estava, porque sabiam que estava "brincando".

Em um *workshop* de treinamento organizado pela nossa congregação para professores de educação religiosa, perguntamos aos participantes quais eram as suas primeiras lembranças relacionadas à espiritualidade. Um após o outro, eles relataram suas experiências na natureza, a maioria sem a presença de adultos. Eles exploravam florestas com os amigos, descobriam riachos e nascentes, dormiam ao relento e pedalavam sem destino ao longo de quilômetros.

Quando perguntei àqueles pais se dariam a mesma liberdade a seus filhos, só um ergueu a mão.

Muitos acreditam que o mundo está mais perigoso. Há uma opinião generalizada de que as crianças são mais raptadas, há mais abuso sexual e mais violência nas escolas. Se nós não permitimos que nossos filhos sequer caminhem sozinhos até a escola, o que dizer brincar sem destino, sem encontros combinados e sem a companhia de um dos pais, uma babá ou de irmãos muito mais velhos. Por outro lado, muitos permitem que os filhos naveguem sem orientação no espaço virtual ou os deixam em *shoppings* e cinemas *multiplex* para encontrar com amigos.

Muitos deles têm como lema o conceito de "Segurança em

O que os pais do século XXI precisam saber

primeiro lugar". Que também é o lema de muitos pais. Quando nossos filhos eram pequenos, nós os protegíamos dos produtos de limpeza, cobríamos as tomadas elétricas, instalávamos portões nas escadas e andávamos de carro com eles sentados em cadeiras especiais. (Um número incrivelmente alto de pais – um quarto – não usa cadeiras especiais para crianças entre 4 e 7 anos, mas três quartos tomam essa importante providência para a segurança dos filhos.) Pais Afirmativos com filhos pequenos fazem o possível para criar ambientes seguros. Mas, quando os filhos crescem e saem para o mundo, como garantir segurança e liberdade ao mesmo tempo?

Neste capítulo, vamos tratar de seqüestro e abuso sexual, duas das maiores preocupações dos pais. No próximo capítulo falaremos de Internet segura, especialmente da nova rede de sites que causa preocupação social.

Fatos *vs.* medos

Nossos filhos estão mais expostos a seqüestros e abusos do que nós estávamos nas décadas de 1960, 1970 e início dos anos 1980. A violência nas escolas americanas não está aumentando, mas decaindo. Segundo os U.S. Centers for Disease Control and Prevention, menos jovens estão portando armas, menos crianças se envolvem em brigas, e os tiroteios em escolas, apesar de horrorosos quando ocorrem, são esporádicos e muito raros. O Dr. Jonathan Fast, professor e assistente social da Yeshiva University e especialista em violência social, diz: "As escolas são locais seguros para nossos filhos. Os delitos mais graves envolvem roubo de objetos em armários trancados. E a maioria dos ferimentos acontece na quadra de esportes".

É uma tranquilidade saber que nossos filhos estão seguros na escola, mas e quanto aos riscos oferecidos por pessoas estranhas?

Verdades e mentiras sobre rapto e abuso sexual

"O perigo vem de fora"

Minha amiga e colega Dra. Kate Ott deixa sua filha de 4 anos assistindo a um programa de televisão matinal enquanto os adultos estão se aprontando para sair. Esse programa é um serviço de utilidade pública que aconselha as crianças a não conversar com estranhos e não permitir que as toquem. A menina então perguntou, em relação à família que toma conta dela: "Mãe, os Smiths não são estranhos, são? Não vai acontecer nada comigo na casa deles, vai?" Kate garante que não, que ela está segura, mas se qualquer outra pessoa, mesmo alguém que ela conheça e goste, tocar nela em lugares que a incomodem, deve contar à mamãe. Kate teme que a mensagem "o perigo vem de fora" deixe sua filha vulnerável a pessoas conhecidas.

Nossos filhos estão aprendendo a temer os estranhos. Há 276 mil sites no Google que usam o termo "o perigo vem de fora" e dezenas de livros com esse termo no título.

Você já deve ter passado pela seguinte experiência: uma linda criança de uns 3 anos de idade está na minha frente, sentada em um carrinho de supermercado, na fila do caixa. Eu sorrio para ela e digo: "Tudo bem?" Ela começa a chorar e estende os braços para que a mãe a pegue no colo. A menina está apavorada. "Mãe, a mulher falou comigo". Eu me desculpo rapidamente com a mãe, que me lança um olhar fulminante.

Quando isso acontece, eu me pergunto que tipo de mensagem essa criança estaria recebendo sobre o mundo. Não confiar em ninguém? Como esse medo a afetará quando ela começar a sair sozinha? Essas mensagens sobre estranhos alimentarão a sua ansiedade social ao longo da vida? Lembra-se daquele escoteiro que ficou perdido na floresta porque havia aprendido a não dar atenção a estranhos e não atendeu quando chamaram seu nome?

O que os pais do século XXI precisam saber

É compreensível que todos os pais tenham medo de que os filhos sejam raptados por estranhos. Muitos acompanharam as tragédias que se abateram sobre Elisabeth Smart, Megan Kanka (que deu origem à Lei de Megan), Amber Hagerman (que originou o Alerta Amber) e Adam Walsh (que também dá nome a uma lei federal.) Esses crimes abalaram os Estados Unidos e os sentimentos dos cidadãos. São histórias horríveis que ninguém esquece – mas também nos impedem de enxergar com mais clareza.

Quase toda semana ficamos sabendo que uma criança ou um jovem foi raptado. Os governos instituíram o programa Alerta Amber, cujo nome se deve à menina Amber Hagerman, de 9 anos de idade, que foi raptada e assassinada. Quando é dado o Alerta Amber, o Sistema de Alerta para Emergências, que também é usado para situações extremas de tempo, transmite-se um boletim nas rádios e televisões sobre o desaparecimento da criança. Quando ouço isso, meu coração pára.

Mas os raptos são mais comuns hoje do que na nossa infância? É mais perigoso nossos filhos irem de bicicleta para a escola do que era na nossa época? E todas essas fotos de crianças estampadas em cartazes sob a pergunta "Você me viu?"

Apesar da maior atenção da mídia, o número de raptos sérios diminuiu um pouco desde os anos 1980. O Department of Justice (DOJ) estima uns duzentos a trezentos casos de crianças raptadas por estranhos em 1988; hoje, são entre sessenta e setenta casos por ano. Talvez a queda se deva às mudanças na obrigatoriedade de denúncia, mas o fato é que os raptos "não são mais freqüentes que em 1988", segundo dados do DOJ.

Você sabia que apenas 60 a 170 crianças são raptadas anualmente no país? Eu não sabia; pela quantidade de matérias na im-

Verdades e mentiras sobre rapto e abuso sexual

prensa sensacionalista, eu diria que 1 milhão de crianças é raptada anualmente. E menos de 2% delas são levadas por estranhos! E esses estranhos são na grande maioria pessoas conhecidas, das quais um em dez é um adulto significativo ou um provedor. É um alívio saber, também por meio de dados do U.S. Department of Justice, que 99,8% das crianças desaparecidas voltam para casa ou são encontradas em pouco tempo. Isso mesmo: 99,8%!

Nove entre dez casos de desaparecimentos reportados são de crianças que fugiram de casa (as fugas correspondem a 45%), foram expulsas ou são resultado do que o DOJ chama de "circunstâncias benignas", como problemas de comunicação ou desinformação sobre os hábitos da criança. (Lembro-me do pavor que senti na 7ª série, quando achei que Alyssa voltaria normalmente para casa, e ela se esqueceu de avisar que tinha ensaio da banda.) Apesar das muitas denúncias de filhos levados pelos próprios pais em disputa pela custódia, isso corresponde a menos de um em treze casos.

A imagem que nos vem à cabeça quando pensamos em crianças desaparecidas é de alguém com menos de 12 anos, às vezes com menos de 8. Errado novamente. Os adolescentes são de longe as vítimas mais freqüentes. Setenta e sete por cento das queixas de desaparecimento são de adolescentes, 81% dos raptos por estranhos envolvem adolescentes, e 58% do total de raptos correspondem aos adolescentes. Um grande número deles foge com parceiros ou ex-parceiros românticos, às vezes contra a vontade. Muitos fogem de casa por sofrerem abuso ou assédio, ou porque são homossexuais ou transexuais expulsos de casa pelos pais. O site do National Center for Missing and Exploited Children exibiu há pouco tempo a foto de uma jovem andrógena de

O que os pais do século XXI precisam saber

17 anos com seu verdadeiro nome. O texto dizia que ela desaparecera há alguns dias e que atendia pelo nome Max. Certamente uma adolescente transexual que preferiu sair de casa a enfrentar a desaprovação dos pais pela sua condição.

Reconheço que o sofrimento dos pais cujos filhos são raptados por estranhos – em menos da metade dos casos, a criança é morta ou jamais é encontrada – esteja além da nossa compreensão. Mas as imagens que se vêem na mídia de criancinhas sendo assediadas por estranhos não devem, felizmente, tirar o sono de ninguém.

Não estou dizendo que não seja essencial conversar com os filhos sobre a importância de se protegerem de pessoas desconhecidas que possam lhes fazer mal. Todos concordam que, segundo o Center for Missing and Exploited Children, as crianças devem "sempre perguntar [aos pais] ou a um adulto significativo se podem ir a qualquer lugar, aceitar qualquer coisa ou entrar no carro de qualquer pessoa". Eles procuram manter seu banco de dados atualizado, com fotos recentes da criança, caso tenham que divulgá-la rapidamente. O Centro instrui os pais de crianças e adolescentes desaparecidos a procurar imediatamente a delegacia de polícia mais próxima e em seguida ligar para o seu *call center*.

Os pais também devem instruir os filhos sobre o que devem fazer caso se percam dentro de uma loja ou em ambientes externos. Você já deve ter visto programas de tevê como *Dateline* e *Today* sugerindo que eles não se deixem convencer facilmente por adultos que alegam ter perdido o cachorro ou não sabem como chegar a algum lugar. Eu não acreditava que meu filho fosse capaz de cair em uma história dessas. Quanto estava na 6ª série, perguntei a Greg o que ele faria se, na saída da escola, uma pessoa desconhecida lhe dissesse que surgira um imprevisto e eu havia pedido que fosse apanhá-lo

Verdades e mentiras sobre rapto e abuso sexual

e depois o levasse ao hospital onde eu estava. Ele pensou um pouco e respondeu: "Eu pediria o celular emprestado, ligaria para você e perguntaria se era verdade". Errado. A pessoa já o teria atraído para dentro do carro e arrancado em alta velocidade.

Antes de mais nada, eu disse que jamais mandaria alguém que ele não conhecesse buscá-lo na escola. Em uma emergência, eu ligaria para a escola avisando que um parente ou um amigo iria buscá-lo. E me dei conta de que era preciso insistir nisso quantas vezes fossem necessárias. Greg raciocinou, mas usou o pensamento objetivo de uma criança de 12 anos de idade. Tive que ser igualmente objetiva para instruí-lo.

A minha preocupação é se, ao enfatizar o risco de estranhos, estaremos preparando os nossos filhos para viver bem neste mundo. E quanto lhes custaria temer todas as pessoas que não conhecem e conviver com a idéia de jamais baixar a guarda. Queremos que os filhos estejam em segurança e saibam discernir as situações de risco, mas também queremos que eles se sintam seguros e confiantes no mundo em que vivem. Não quero que meus filhos cresçam achando que devem temer tudo o que os rodeia, mas que possam brincar fora de casa e se sintam seguros na natureza.

Confesso que isso tem origem em minha história pessoal. Meus pais cresceram nos Estados Unidos na época do Holocausto. Meus avós, a primeira geração de judeus americanos, sobreviveram, mas outros membros da família morreram assassinados na Europa. O mundo era um lugar perigoso para os judeus em meados do século XX. As informações que eu recebera na minha infância sobre o Holocausto e a Guerra Fria se traduziram em insegurança generalizada e falta de confiança no mundo físico. Fui uma criança propensa a sofrer acidentes, e até hoje, quando me

O que os pais do século XXI precisam saber

lanço em novas aventuras, ouço a voz de minha mãe dizendo: "Não faça isso; você pode se machucar". "Se você andar descalça, vai cortar seu pé". "Se sair com o cabelo molhado, pegará uma pneumonia". O seu desejo de nos proteger era tão verdadeiro e tão intenso que até hoje consegue me afetar.

Passemos agora à segunda maior preocupação dos pais com a segurança dos filhos.

Como enfrentar a realidade do abuso sexual

O abuso sexual de crianças e adolescentes é um problema de saúde pública devastador e abrangente. A cada ano, meio milhão de crianças e jovens sofre algum tipo de abuso sexual. Segundo vários estudos, 17 a 25% das meninas e 10 a 15% dos meninos sofreram abuso sexual antes dos 8 anos de idade. As repercussões do abuso sexual na infância costumam durar a vida toda: os adultos têm mais probabilidade de ter depressão e apresentar problemas de intimidade e sexualidade em seus relacionamentos. Proteger as crianças do abuso sexual deve ser a preocupação prioritária do Estado e dos pais.

A imagem comum do maníaco é a de um homem de meia idade espionando os brinquedos de um parquinho, em busca de vítimas em potencial. A versão contemporânea espreita as salas de *chat* dos computadores, na esperança de convencer a criança a fazer sexo. O perfil mais provável do agressor é o de alguém conhecido da criança, talvez um adolescente, e – ao contrário de casos clamorosos como o do ex-congressista Mark Foley – entre os meninos é mais provável que seja uma adolescente do que uma mulher adulta.

Em nove entre dez casos, as crianças conhecem o agressor. São

Verdades e mentiras sobre rapto e abuso sexual

os próprios pais, algum membro da família, vizinhos, religiosos, treinadores e professores. Os membros da família e parentes vêm em primeiro lugar; os amigos da família têm maior probabilidade de agredir os meninos, e os parentes, as meninas. Uma em sete meninas sofre abuso por parte do pai, do padrasto e do namorado da mãe, mas só 3% dos meninos são abusados por essas mesmas pessoas. Os adolescentes têm muito mais probabilidade de sofrer abuso por um membro da família: um quarto dos agressores de vítimas entre 12 e 17 anos tem alguma relação de parentesco com eles.

As meninas sofrem abuso sexual principalmente de homens, enquanto os meninos são abusados igualmente por homens e mulheres. Em 70% dos casos de abuso sexual de meninos, o agressor é um adolescente, em geral um *babysitter* ou amigo da família. Segundo a Stop it Now, uma organização que trabalha contra o abuso sexual de crianças, a metade das agressões é cometida pelas próprias crianças e adolescentes contra crianças menores e mais fracas. E, apesar dos muitos casos ocorridos em igrejas e escolas, quase cinco de cada seis ataques sexuais contra crianças ocorrem na casa de alguém, e não em locais públicos.

Em outras palavras, instilar o medo de estranhos em nossos filhos não os manterá a salvo de abuso sexual. Não há no mundo mensagem de proteção que ensine seu filho/a a saber o que fazer se o tio Joe, o melhor amigo da família ou o *babysitter* o assediar para um "relacionamento especial", que envolva contato sexual.

Devido ao grande número de horas que as crianças de hoje passam com outros adultos além dos pais – babás, *babysitters*, treinadores e instrutores em atividades extracurriculares –, temos necessidade de confiar neles de um modo que os pais de gerações anteriores desconheciam. É fundamental que as escolas, insti-

O que os pais do século XXI precisam saber

tuições religiosas, times esportivos e organizações comunitárias vasculhem a fundo a vida de seus funcionários para investigar as agressões sexuais.

A boa notícia é que a incidência de casos de abuso sexual contra crianças está diminuindo. Segundo o relatório de 2002 do Department of Justice, "os casos de abuso sexual substanciados pelos serviços de proteção à infância caíram notáveis 39% entre 1922 e 1999". A razão disso são, provavelmente, as campanhas de prevenção, os métodos de tratamento mais eficazes para agressores sexuais e a perseguição mais contundente a maníacos. Hoje, fala-se mais abertamente sobre a prevenção do abuso sexual, há mais campanhas de prevenção nas escolas primárias e maior reconhecimento de que a prevenção de abuso sexual contra crianças deva ser prioridade de toda a comunidade.

O que Pais Afirmativos podem fazer

Como, então, proteger nossos filhos e ensiná-los a confiar no mundo? O Dr. Laurence Steinberg, psicólogo da Temple University, explica isso muito bem em seu livro *The ten basic principles of good parenting (Dez princípios básicos para educar seus filhos):* "Proteja quando precisar. Permita quando puder".

1. Ensinar aos nossos filhos que o mundo é um lugar maravilhoso e que a maioria dos adultos jamais agrediria uma criança

Se você ouvir um Alerta Amber quando estiver no carro com seus filhos, diga que as crianças dificilmente são levadas por estranhos, mas por membros da família. Eles devem saber como se comportar se um desconhecido os convidar a acompanhá-lo. Se você for divorciado ou separado, os acordos de custódia e visitas devem estar claros também para eles.

Verdades e mentiras sobre rapto e abuso sexual

É muito importante conversar com os filhos quando há um caso clamoroso de rapto de criança ou se a televisão noticia um agressor sexual na vizinhança. Lembro que minha filha ficou apavorada aos 12 anos com a notícia de que a jovem Polly Klaas tinha sido raptada em seu próprio quarto. Também me lembro de ter escondido dois tacos embaixo da cama para me proteger de um tal Estrangulador de Boston, que eu imaginava entrando em meu quarto em Connecticut. Comentar com os filhos essas matérias da mídia ajuda a minimizar o medo, que pode facilmente sair do controle.

2. Ensinar aos filhos o que fazer se um adulto se aproximar deles de maneira imprópria

Comece lembrando a seus filhos de que a maioria dos adultos jamais machucaria uma criança, mas que eles não devem acompanhar ninguém sem a sua permissão explícita. Explique calmamente que se a situação se tornar perigosa eles se sentirão mais seguros se souberem o que fazer. Reforce a sua confiança neles e insista para que lhe contem se algo estranho acontecer durante o dia. E também para que contem se presenciaram algo que os deixou incomodados. Mostre a eles que os adultos não costumam fazer amizade com crianças desconhecidas, e que devem lhe contar se um adulto se mostrar gentil de maneira não muito correta. Eles devem entender que os adultos não precisam pedir informações sobre localização às crianças nem que elas os ajudem a encontrar o cachorro, e que, se alguém pedir que guardem segredo, mesmo assim devem contar a você. Para o National Center for Missing and Exploited Children, as crianças precisam saber que é "mais importante sair de uma situação ameaçadora do que comporta-se educadamente". Instrua seus filhos sobre o que fazer quando o telefone tocar em

O que os pais do século XXI precisam saber

sua ausência: eles podem deixar a secretária eletrônica gravando as mensagens ou dizer que os pais estão no banho.

Essas instruções também ajudarão a evitar o abuso sexual, a principal causa de rapto de crianças.

3. Ensinar as crianças a "contar"

As pesquisas apontam que a maioria das crianças e adolescentes não conta a ninguém quando sofre abuso sexual. Poucos adolescentes vítimas de tentativas de rapto contaram aos pais, e menos ainda conta sobre sites impróprios que encontra na Internet.

Quem tem filhos pequenos deve procurar reconhecer possíveis sinais de abusos sexuais. Entre eles estão secreção incomum no pênis ou vagina, fazer desenhos que mostrem órgãos genitais, agradar sexualmente bichos de estimação e animais de pelúcia, esfregar ou tocar os genitais em público, mesmo depois de instruídos a só fazer isso quando estiverem sozinhos. Entenda que se as brincadeiras sexuais entre crianças da mesma idade são uma curiosidade saudável, essas mesmas brincadeiras entre crianças com mais de 3 anos de diferença de idade são mais problemáticas e até invasivas. É normal que crianças até a 3ª série brinquem de médico ou de "me mostre o seu que eu mostro o meu", mas qualquer tipo de penetração, com dedos, objetos ou pênis, deve ser motivo de preocupação.

4. Informar bem os filhos

A melhor defesa é ensinar os filhos a reconhecer quando um adulto está agindo de maneira imprópria, e o que devem fazer se esse adulto tentar envolvê-los em comportamentos inadequados. Crianças pequenas devem saber o nome de todas as partes do cor-

Verdades e mentiras sobre rapto e abuso sexual

po, os genitais, inclusive, e que os pais confiarão nelas se quiserem "contar" a respeito de outro adulto. Quando as crianças aprendem que o corpo delas é bom e que a sexualidade é um dom, sabem tomar boas decisões e comunicar claramente qualquer coisa relacionada à sua sexualidade. Caso se deparem com comportamentos abusivos, elas estarão preparadas para reagir apropriadamente, fazer valer o seu direito sobre o próprio corpo e contar a um adulto confiável quando tais comportamentos ocorrerem.

As crianças que sabem que o corpo é só delas e que ninguém deve tocá-lo em qualquer lugar sem a sua permissão são menos vulneráveis a um agressor adulto. Toda criança, dos 3 anos de idade à pré-escola, pode aprender "Não, Sair, Contar": dizer não ao abuso; abandonar a situação imediatamente ou assim que possível, e contar em segredo aos pais que alguém a bulinou.

5. Vasculhar a vida de babysitters e instrutores de crianças

Não deixe de pesquisar o comportamento pregresso de ofensas sexuais das pessoas que cuidam de seus filhos, e exija que as agências de emprego façam levantamentos e checagem rotineiros sobre o passado dos funcionários de creches, treinadores, chefes de escoteiros, instrutores extracurriculares, educadores religiosos e outros. Pedófilos costumam trabalhar com crianças e começam seus relacionamentos em situações aparentemente inocentes; se os pais insistirem em pesquisar a vida dessas pessoas estarão garantindo a segurança dos filhos. Pode ser mais difícil que aconselhar os filhos sobre estranhos, mas é importante.

Também é importante perguntar a babás e babysitters se já sofreram algum tipo de assédio ou abuso sexual na infância e, em caso afirmativo, se buscaram tratamento terapêutico. A maioria

O que os pais do século XXI precisam saber

dos que sofreram abuso sexual não se torna um agressor, mas alguns se tornam. Se isso acontecer, não deixe de procurar a ajuda de um profissional para seu filho.

6. Saber que as fichas de agressores sexuais não garantirão a segurança de seus filhos

Como se sabe, todos os estados americanos têm obrigação de manter fichas atualizadas de agressores sexuais, e é possível consultar *online* se algum deles mora perto de sua casa. Tenho muitas ressalvas sobre essas listas. Apesar da alegação de que são uma proteção para os nossos filhos, duvido que sejam. Lembre-se de que a pessoa mais provável de abusar de seu filho é alguém muito próximo a ele – um membro da família, um amigo, uma babá, um *babysitter* – que nunca foi fichado. Essas listas de agressores sexuais incluem os nomes mais diversos, como os de adolescentes mais velhos que fizeram sexo consensual com parceiros mais novos. Alguns já cumpriram pena e não cometeriam outros crimes, especialmente se passaram por programas de tratamento. (O Department of Justice, ao rever 61 estudos publicados, descobriu que apenas 13% dos molestadores sexuais tinham sido molestados na infância e adolescência.)

À parte os direitos civis e as questões morais, o que mais me preocupa é que essas listas de agressores sexuais podem dar uma falsa segurança aos pais. Em várias comunidades, as pessoas fichadas são obrigadas a passar a noite de Halloween no centro comunitário local. Mas isso não vem acompanhado de mensagens de prevenção para os pais. Certamente não queremos que nossos filhos entrem na casa de desconhecidos para ganhar balas e doces só porque eles não são fichados. As crianças estariam muito mais seguras se as comunidades criassem programas edu-

Verdades e mentiras sobre rapto e abuso sexual

cacionais para pais e filhos, onde os pais acompanhassem os filhos na brincadeira, os mais velhos só fossem em grupos, a brincadeira só acontecesse na porta da casa e sob nenhum pretexto as crianças entrassem na residência de desconhecidos.

Li há pouco tempo sobre um novo sistema de rastreamento que explora o medo que os pais sentem dos agressores sexuais. Ao instalar esse sistema no telefone celular da criança e depois conectar ao sistema de mensagem de textos do seu telefone celular, por apenas 20 dólares você recebe uma mensagem avisando que seu filho já está a mais de um minuto na área em que o agressor mora ou trabalha. Imagine-se em uma reunião ou em um almoço de negócios quando seu telefone dá um sinal avisando que seu filho de 9 anos está perto da casa de um agressor sexual. E, dependendo de onde seu filho circula a pé ou de bicicleta, você pode receber várias mensagens por dia! Não só condeno esse tipo de ansiedade ininterrupta, como o sistema não vai livrar seu filho de pessoas que possam abusar dele sexualmente, principalmente porque costumam ser as mais próximas.

No próximo capítulo, falarei sobre a principal causa de preocupação para os pais: o papel que o computador e as novas tecnologias desempenham na vida dos filhos.

TESTE O SEU FATOR MEDO

1. **O número de jovens que assiste a tevê durante muito tempo está:**
a. Aumentando.
b. Diminuindo.
c. Permanece o mesmo.

2. **Em comparação há dez anos, os jovens passam em frente à tevê:**
a. Mais horas em média por dia.
b. Menos horas em média por dia.
c. Mais ou menos o mesmo número de horas em média por dia.

3. **A porcentagem de adolescentes que acessam sites de sexo *online* é:**
a. 75%
b. 60%
c. 15%

4. **Os adolescentes têm mais probabilidade de sofrer agressão:**
a. No ônibus escolar.
b. Na escola.
c. *Online*.

5. **Em comparação há cinco anos, o uso da Internet pelas crianças está:**
a. Aumentando.
b. Diminuindo.
c. Permanece o mesmo.

Respostas: 1.b; 2.c; 3.c; 4.b; 5.a.

Capítulo 9

Louco por tevê, louco por mouse: navegando pelo mundo da eletrônica

Os jovens de hoje estão rodeados pela mídia. Segundo estudo realizado pela Kaiser Family Foundation, uma típica família tradicional tem hoje "3,6 players de CD ou fita cassete, 3,5 televisões, 2,9 players de DVDs/videocassetes, 2,1 consoles de videogame e 1,5 computadores". Uma em cada quatro crianças mora em uma casa com cinco ou mais aparelhos de tevê. Como é na sua casa? Esses números batem mais ou menos com o que tenho na minha casa, mas principalmente porque não costumo descartar os velhos aparelhos quando novos são adquiridos. No momento, temos dois aparelhos de tevê que não funcionam, dois computadores antiquados e um Nintendo quebrado. Ah, tem também um velho gravador em algum lugar.

Videocassetes, DVDs, consoles de videogame, aparelhos de MP3, tevês de tela plana e computadores não existiam quando éramos jovens. A mídia que rodeia nossos filhos é uma paisagem nova para os pais. É até desgastante tentar entender que partes dessa nova paisagem são benéficas aos nossos filhos e que outras, se é que existem, devem nos preocupar, principalmente se eles passam muito tempo "plugados".

Fatos *vs.* medos

Às vezes parece que nossos filhos estão o tempo todo diante de algum tipo de aparelho eletrônico. Embora as pesquisas mostrem que o tempo que os jovens passam diante da mídia permaneça basicamente o mesmo desde 1999, de acordo com a Kaiser Family Foundation, "os inúmeros e novos desenvolvimentos expandiram subs-

O que os pais do século XXI precisam saber

tancialmente a presença da mídia na vida dos jovens". Por exemplo, os aparelhos de MP3 e iPods não existiam em 1999, como também não existia o TiVo (gravador de vídeo digital). Hoje, um grande número de lares tem acesso à Internet de alta velocidade, tevê a cabo ou por satélite, *blogs* na Web e serviços de mensagem instantânea. Mas, se o tempo total gasto diante da mídia não mudou desde 1999, isso indica que os jovens, segundo o relatório da Kaiser, "já atingiram o limite máximo em termos do tempo diário dedicado à mídia".

O que talvez você não imaginasse é que as crianças e os adolescentes ainda passam mais tempo assistindo a televisão e ouvindo música do que diante do computador. Surpreendentes oito entre dez jovens assistem a tevê na maior parte dos dias, comparados com menos da metade que passa *online* e um terço que lê jornal diariamente. Mas o tempo diante da televisão está diminuindo. Embora 43% dos adolescentes assistissem a tevê por três ou mais horas diárias em 1999, apenas 37% faziam o mesmo em 2005. Mesmo assim, jovens de 8 a 18 anos consomem quase seis horas e meia diante da mídia diariamente. Uma criança ou adolescente da classe média assiste a três horas de tevê em média por dia e consome quase quatro horas diante da mídia diariamente, se considerarmos o tempo que passa assistindo a vídeos, DVDs e programas gravados (TiVo). Eles ouvem, por dia, cerca de uma hora e meia de música no rádio, em CDs ou em aparelhos de MP3. Em comparação, esses jovens passam, em média, cerca de uma hora por dia no computador e pouco menos de uma hora jogando videogames. Se esses números soam como se fossem mais de seis horas, é porque são mesmo: os jovens "diversificam" suas mídias. Cerca de um quarto do tempo que o jovem passa diante da mídia, ele está usando mais do que uma; por exemplo, assiste a televisão, ouve música e navega na Internet ao mesmo tempo.

Louco por tevê, louco por mouse: navegando pelo mundo da eletrônica

O tempo gasto na Internet é produtivo em sua maior parte: 94% são usados como fonte de consulta; 89% para enviar e-mails; 81% para jogar; 80% para baixar música; 76% para ler notícias. Um terço busca informações sobre saúde e um quarto orientação religiosa ou espiritual. Mais da metade partilha com os pais as informações encontradas *online*.

Mas, apesar das notícias alarmantes, a utilização intensiva de mídias não parece ter efeito negativo na maioria dos jovens. Segundo a Kaiser Family Foundation, "os jovens que passam a maior parte do tempo usando mídia são os mais envolvidos com família, amigos, esportes e outros interesses". A maioria dos relatórios sobre obesidade na infância aponta como uma das causas do problema o maior tempo gasto diante da televisão, do computador e do videogame, mas, pelo menos neste estudo, tanto os usuários casuais de mídia quanto os assíduos gastam o mesmo tempo praticando atividades físicas. Os que assistem a muita televisão passam a maior parte do tempo com os pais, provavelmente assistindo a tevê juntos. Esses mesmos espectadores dedicam um pouco mais de tempo às atividades físicas que seus colegas, e mais tempo cumprindo tarefas domésticas e praticando *hobbies*. Além disso, assistir a muita tevê não parece afetar a concentração em outras tarefas. Um estudo recente com 5 mil crianças do jardim-de-infância, publicado na Pediatrics em 2006, concluiu que "crianças que passam mais tempo diante da tevê não são mais propensas a desenvolver problemas de atenção do que as que passam menos tempo diante da tevê". Outro estudo feito na Holanda chegou à mesma conclusão.

Os desafios do século XXI

Como já disse, grande parte da mídia utilizada por nossos filhos é nova para nós. Porém, são novos aspectos de uma velha tecnologia

O que os pais do século XXI precisam saber

que se apresentam como um desafio para os pais. Abordaremos primeiro a tevê antes de passar para as tecnologias mais recentes.

Televisão

Todos nós tivemos televisão quando éramos crianças, e desde então ela está presente na vida de todos os jovens. O que mudou é a onipresença da televisão, bem como o seu conteúdo. Tínhamos um aparelho de tevê em casa e cinco canais para assistir. Quantas televisões você tinha na casa em que cresceu e qual delas se lembra de ter assistido?

Hoje, dois terços das crianças e jovens têm tevê no quarto. Dois terços dos jovens assiste a tevê durante as refeições, e a metade mora em casas onde a tevê fica ligada a maior parte do tempo. Apesar da preocupação dos pais com o conteúdo dos programas, mais da metade dos jovens entre 8 e 18 anos não têm regras para assistir a tevê em casa. Nos lares que impõem limites para a mídia, apenas uma em cinco crianças diz que esses limites são infringidos regularmente. Em outras palavras, os pais fazem vista grossa. (Confesso que faço o mesmo. Greg deveria assistir a duas horas de tevê por dia, mas vê muito mais. Ele me lembra de que vejo mais de três horas, incluindo noticiário.)

A Kaiser Family Foundation concluiu que, apesar da preocupação generalizada com o uso que os jovens fazem da mídia, quando se trata dos próprios filhos "a maioria dos pais ou não percebe que estão passando muito tempo diante da mídia ou simplesmente desistem de controlar". Os pais não estabelecem limites de tempo, desconsideram as recomendações das transmissoras, não usam as ferramentas de controle, deixam a tevê ligada durante as refeições e permitem que as crianças assistam a tevê no quarto sem supervisão. Muitos sequer têm idéia de como ativar o bloqueador de canais embutido nos aparelhos.

Louco por tevê, louco por mouse:
navegando pelo mundo da eletrônica

A outra grande diferença com relação a nossa infância é o conteúdo exageradamente sexual e violento. Segundo a Kaiser Family Foundation, há em média cinco cenas com apelo sexual por hora na programação noturna, superior à média de 3,2 em 1997-1998. Setenta por cento de todos os programas contêm hoje algum apelo sexual, comparados aos 56% de 1998.

A regra mais comum entre os pais é que a lição de casa e as tarefas domésticas devam ser cumpridas antes de ligar a televisão. Mas somente pouco mais de um em dez pais têm regras sobre quanto tempo seus filhos podem assistir a tevê ou que programas podem ver, embora quatro em dez jovens digam que seus pais costumam saber o que eles estão vendo na tevê. Um número ainda menor tem regras para Internet, iPod ou videogame. Deveria ser mais.

Apesar de os pais relutarem em controlar o uso da televisão, ao menos sabemos como funcionam a tevê e seus programas. Passemos então a uma preocupação mais recente dos pais.

A Internet

Talvez mais do que qualquer outro assunto já discutido neste livro, o acesso à Internet mudou a vida de nossos filhos (e a nossa também), e nos desafia de maneira diversa às outras gerações. O acesso à Internet explodiu em nossas casas; hoje, quase três quartos dos lares americanos têm um computador ligado à rede, contra menos da metade há apenas sete anos.

Segundo um estudo realizado pela Kaiser Family Foundation sobre o uso dessa mídia entre os jovens de 8 a 18 anos, 74% moram em casas que têm acesso à Internet, 31% têm computador no quarto e 20% acessam a Internet no próprio quarto. Quase nove em dez (87%) jovens de 12 a 17 anos usam a Internet, contra 75% em 2002.

O que os pais do século XXI precisam saber

Sessenta por cento dos alunos da 6ª série estão *online*; esse número salta para 82% nas 7ª e 8ª séries, e sobe para 94% no ensino médio. Metade está *online* o dia todo. Um terço troca mensagens diariamente. Em 1990, a maioria dos jovens não saberia viver sem seu rádio ou CD player. Em 2004, passou a ser o computador.

Conteúdo sexual

Enquanto escrevia este capítulo, o caso do ex-congressista Mark Foley absorvia a atenção dos Estados Unidos. Ele foi pego trocando e-mails e mensagens obscenas através de provedores da Câmara dos Deputados e foi obrigado a renunciar. Mas, em meio à cobertura da mídia sobre o escândalo Foley, não se deu muita atenção à freqüência com que os jovens de hoje estão expostos a conteúdo impróprio na Internet. Um em sete jovens entre 10 e 17 anos já recebeu algum tipo de convite obceno *online*; 4% conheceram alguém pela Internet que os convidou para um encontro sexual *offline*. Se revertermos essas estatísticas, talvez nos sintamos mais confortáveis: seis em sete jovens não foram assediados e 96% não receberam convites para conhecer alguém *offline*. Entretanto, 70% já acessaram acidentalmente sites de sexo explícito ao navegar pela Web e um em três reportaram exposição involuntária a material de cunho sexual, superior a estatística de um em quatro em 1999. (Fique tranqüilo: apenas 9% dos jovens consideram essa exposição constrangedora; a maioria simplesmente se desconecta.)

Qualquer pessoa que tenha um endereço de e-mail, nossos filhos, inclusive, está sujeita a receber mensagens de cunho sexual. Estive recentemente em uma escola de subúrbio em Nova York e pude constatar que elas estão por toda parte. Em minhas palestras sobre sexualidade costumo dizer aos meninos que "tamanho não

Louco por tevê, louco por mouse: navegando pelo mundo da eletrônica

é documento", e não há nada que possa ser feito, além de uma cirurgia de implante, para aumentar o tamanho do pênis. Em todas as classes que visito sempre tem um garoto que se levanta para dizer algo como: "Não é verdade. Todo dia recebo e-mails oferecendo remédios para aumentar o tamanho do pênis". Eu garanto que isso é mentira. Se o remédio não funciona, por que, diabos, alguém os compraria? Realmente. A Internet despeja sobre os jovens uma grande quantidade de "dicas sexuais" informal, mesmo que eles não enveredem pelo mundo da busca, das salas de bate-papo e dos sites de relacionamento como o Orkut e o MySpace.

Assédio sexual

A maior preocupação dos pais com relação à Internet é o assédio sexual *online*. A boa notícia é que apenas um em cada sete jovens já foi assediado *online* (por outros jovens), número bem menor que há cinco anos. Somente 11% dos jovens reportam já ter se relacionado com alguém que conheceram *online*, número que também diminuiu. E, apesar da imagem que temos do predador de meia-idade, reforçada pelos programas *Dateline*, a maioria dos assédios parte dos jovens ou de adultos com menos de 25 anos. Quando nossos filhos adolescentes conhecem a pessoa *offline*, costuma ser o amigo de um amigo da mesma idade.

Cyberbullying ou Agressão virtual

Outro comportamento preocupante muito divulgado pela mídia são as agressões *online*. Já ouvi inúmeros casos nos noticiários matutinos e vespertinos dessa tal "agressão virtual" ou *cyberbullying*. Em 2005, segundo o Second Youth Internet Safety Survey, um levantamento sobre a segurança dos jovens no es-

O que os pais do século XXI precisam saber

paço virtual, apenas um em cada onze jovens disse já ter sofrido agressão pela Internet; mas, se invertermos as estatísticas, dez em onze jovens nunca foram agredidos. Apesar das constantes matérias que saem na mídia sobre agressão pela Internet, 85% dos jovens nunca sofreram agressão. Em todos os casos, a agressão não foi adiante ou terminou quando a pessoa se desconectou, mudou de site ou bloqueou futuras mensagens. A maioria das agressões entre pessoas que se cruzam *online* envolve uma única interação, bem diferente das informações que a mídia divulga.

Mas isso não significa que o problema não exista para os 9% dos jovens que já sofreram agressão virtual, especialmente os poucos (1,5 a 3%) que disseram receber mensagens ameaçadoras pelo menos uma vez por semana. Cerca de quatro em cada dez jovens dizem se sentir acuados ou ameaçados por esses incidentes. A maioria não os revela aos adultos, quer seja *online* ou pessoalmente. Dois terços não contam aos pais; quase ninguém conta a um professor. Mas a maioria conta para um amigo. Portanto, se isso acontece com o seu filho, a tendência é que você continue sem saber.

As agressões pela Internet, embora sejam novidades para nós, e por isso, mais assustadoras, são muito menos freqüentes que outros tipos de molestamento. Oitenta por cento dos alunos do ensino médio já sofreram agressões verbais: isso inclui caçoar, inventar boatos e espalhar mentiras sobre a pessoa. Quarenta por cento já foram agredidos fisicamente, empurrados e derrubados. Muitos adolescentes se sentem mais seguros *online* do que na escola.

Sites de relacionamento

Os temores dos pais em relação aos sites de relacionamento têm atraído a atenção da mídia. Você já ouviu falar em Orkut e

Louco por tevê, louco por mouse:
navegando pelo mundo da eletrônica

MySpace, mas há sites menores como tribe.net, xanga.com, sconex, bebo, tagget e livejournal. Quando você estiver lendo este livro, outros terão surgido. As pessoas em geral (não só adolescentes e universitários) usam os sites de relacionamento para criar suas páginas na Web, onde publicam fotos, músicas, blogs e outras informações pessoais.

O MySpace é atualmente o maior deles. Foi inaugurado em 1993, e conta com mais de cem milhões de usuários. Esses usuários deveriam ter no mínimo 14 anos, mas em algumas escolas americanas de ensino fundamental quase todos têm sua conta no MySpace. É muito popular nos EUA entre os alunos do ensino médio e entre jovens que ainda não chegaram à faculdade (os universitários usam mais o Facebook.com).

Esses sites de relacionamento têm seus benefícios, mas também preocupam. Neles, os jovens aprendem a arte de comunicar-se e algumas habilidades tecnológicas bastante sofisticadas. (Você sabe incluir vídeos em seu website?) São verdadeiras dádivas dos céus para adolescentes tímidos e com dificuldade de adaptação na escola, como é o caso dos homossexuais e dos bissexuais. Essas contas (que não custam nada) permitem que os jovens troquem fotos, enviem e-mails e mensagens instantâneas, e escrevam blogs e comentários.

Alguns pais talvez prefiram saltar esta parte porque não permitem que seus filhos entrem nesse tipo de site. Certamente concordo que você deva estabelecer limites – afinal, o Myspace não aceita usuários menores de 14 anos. Mas proibir um jovem da 9ª série de ter uma página própria não é a atitude mais adequada em uma sociedade onde todo estudante tem a sua. Os sites de relacionamento e a Internet são uma realidade para os nossos adolescentes,

O que os pais do século XXI precisam saber

queira você ou não. Segundo o blogsafety.org, "desplugar o seu filho da Internet não é a melhor forma de resolver o problema – eles podem facilmente trocar mensagens e abrir uma conta em sites de relacionamento na casa do amigo ou em qualquer outro lugar".

Marc Fernandes, educador sexual de Nova York, diz que os sites como o MySpace são como uma "corrente por carta em alta velocidade". Esses sites da Internet criam uma intimidade instantânea. É muito esclarecedor visitar o MySpace. Qualquer um pode entrar – experimente. Peça para ver os perfis de pessoas de determinada faixa etária (nunca abaixo de 18 anos) em um raio de x metros a partir de um dado código postal. Por exemplo, num raio de 24 quilômetros a partir do meu código postal encontrei 802 moças e 1.031 rapazes entre 18 e 20 anos. A maioria das páginas era bastante inocente, mas algumas eram bem sugestivas sexualmente. O Myspace não aceita nudez, embora algumas imagens sejam claramente sexuais. Encontrei sites com nomes como "D-knockers", "Lábios de anjo" e "Alex oso fine". O site de uma menina trazia a frase "Meus amigos me acham doida e eu concordo", sob a foto dela de calcinha, onde se lia "83% fácil". Outra dizia: "Adoro festas, fumar maconha e brincar de médico". Os meninos (todos menores de 21 anos, a idade legal para beber) se exibiam com latas de cerveja e garrafas de bebida nas mãos, e muitos sites continham mensagens obcenas assustadoras – por exemplo, "Mulher doida? Que delícia!" Me senti percorrendo um estranho submundo de garotos e garotas de programa. E ninguém verifica se são jovens adolescentes posando de moças e rapazes mais velhos.

Alguns adolescentes usam mal esses sites. Quase quatro em dez divulgam informações pessoais, o sobrenome, inclusive, e informações sobre os pais e a escola em que estudam. Um terço dos adolescentes estudados mentiram a idade para entrar no

Louco por tevê, louco por mouse:
navegando pelo mundo da eletrônica

website. Um artigo recente do *The New York Times* fala de adolescentes que buscam a fama (não seria infâmia?) postando vídeos de si mesmos em comportamentos violentos. O YouTube abre novas possibilidades para chamar a atenção – e criar sérios problemas. Adolescentes que sempre inventaram brincadeiras de mau gosto agora passaram a chamar a atenção da polícia porque suas "artes" estão *online* para quem quiser ver.

Mas esses sites oferecem perigo para os nossos filhos? A resposta da maioria é provavelmente não. Por serem relativamente novos, quase não foram pesquisados. Por exemplo, a Divisão de Prevenção da Violência dos U.S. Centers for Disease Control não soube me dizer quantos encontros *offline* com pessoas que os jovens conheceram *online* foram responsáveis por seqüestros, estupros e assassinatos. Mas sabe que os casos de crianças desaparecidas e de pedofilia estão diminuindo, o que significa que os sites não estão contribuindo para aumentar esse tipo de comportamento. Há mais de cem milhões de usuários só no Myspace; se fosse um risco muito grande à segurança dos jovens, a esta altura já estaríamos sabendo.

As histórias do *Dateline* sobre predadores *online* e as manchetes dos jornais sobre homens mais velhos estuprando adolescentes que conheceram *online* são assustadoras. Por que essas meninas estão se encontrando *offline* com pessoas que não conhecem? Onde estão os pais delas? É simples: encontros com agressores sexuais são 100% evitáveis se os jovens não divulgarem seus dados pessoais e jamais saírem para se encontrar com pessoas que conheceram *online*. Uma das escolas locais de ensino fundamental postou esta frase em seu Website: "Diga a seu filho que o ama. Se você não disser, não faltarão pedófilos na Internet loucos para dizer".

Fernandes acha que os pais deviam se preocupar menos com os

O que os pais do século XXI precisam saber

potenciais agressores sexuais de 40, 50 anos que seus filhos possam conhecer *online* do que com os de 20, 24 anos que estão em busca de relacionamentos e sexo fáceis com jovens solitários. Os dados comprovam: em um estudo de âmbito nacional, um terço das pessoas que assediam os jovens sexualmente têm entre 18 e 25 anos. Esses jovens adultos estão por toda parte e têm dinheiro para oferecer aos adolescentes de 14, 15 anos. Eles freqüentam esses sites de relacionamento regularmente em busca de "amigos". Seu filho precisa saber que não é seguro permitir a entrada de desconhecidos em sua página.

Telefone celular

Temos em casa três telefones celulares, dois fixos e uma linha de fax. Conheci uma mãe de três filhos que tem doze linhas de telefone em casa. Com a onipresença desses aparelhos e seus respectivos números, os pais se perguntam quando devem dar aos filhos o seu próprio telefone celular. E, quando tomam a decisão, se perguntam como devem controlar o uso. Afinal, quando éramos adolescentes, provavelmente tínhamos apenas uma linha de telefone em casa. Nossos pais sabiam quem ligava para nós, tinham a chance de interagir com nossos amigos e sabiam decidir se podíamos ou não telefonar. Quando as crianças têm seu próprio telefone, um controle desse nível é praticamente impossível.

Se seu filho ainda não tem celular, é bem possível que tenha num futuro próximo; conforme um estudo realizado pela Kaiser Family Foundation, 45% dos adolescentes têm telefone celular. Mas, quando eles já podem tê-lo, a resposta é "depende". Seu filho tem muitas atividades extracurriculares depois da aula? Existem celulares especiais para crianças que só aceitam ligações para o 190 e para números pré-programados pelos pais. Eles são uma

Louco por tevê, louco por mouse:
navegando pelo mundo da eletrônica

boa solução se seu filho passa muito tempo sozinho ou se vocês estão em locais públicos onde podem se perder um do outro. Os alunos do ensino fundamental que tomam ônibus e metrô sozinhos certamente poderiam ter um telefone desses. E o celular passa a ser uma necessidade quando o adolescente começa a dirigir.

Alguns celulares podem ser programados para você saber onde seu filho está. Instalar um localizador no aparelho de seu filho, porém, é mais reconfortante aos seus medos do que à segurança dele. Vários serviços permitem que você conecte o seu celular no de seu filho e rastreie a localização. Funciona como um sistema GPS usado em carros, e permite que você saiba onde seu filho está em 30 segundos. É claro, o telefone da criança tem que estar ligado. Ela pode receber uma mensagem de texto instantânea como "Estou procurando vc". Novamente, esse sistema levanta a questão da confiança e das regras. Quando meu filho e eu conversamos a respeito, ele disse: "Para que você quer esse sistema de rastreamento? Não pode apenas me mandar uma mensagem de texto? Eu vou ligar para você de qualquer jeito se for me atrasar".

Alguns telefones têm ainda uma "mensagem de segurança". Por exemplo, você pode programar o telefone de seu filho para enviar uma mensagem de texto assim que ele chegar a um lugar específico, como a escola ou em casa. A maioria dos aparelhos tem mensagens de texto. Muitos jovens preferem enviar mensagens a falar. Se você não tem familiaridade com esse recurso, peça ao seu filho para lhe ensinar.

As mensagens de texto podem ser muito úteis aos pais. Um terço dos jovens usam MSN (mensagens instantâneas) ou mensagens de texto para se comunicar com os pais. Na verdade, é um recurso excelente. Seu filho pode enviar uma mensagem da festa

O que os pais do século XXI precisam saber

dizendo: "Mãe, não tem nenhum adulto aqui. Vou dizer que estou me sentindo mal. Venha me buscar". Em um caso recente, uma menina que foi raptada avisou onde estava pelo celular.

O que Pais Afirmativos podem fazer

É importante ter regras para controlar o uso que seus filhos fazem da mídia. Um estudo da Kaiser concluiu que, se os pais têm regras que são seguidas, as crianças "passam menos tempo usando mídia eletrônica e mais tempo lendo do que crianças cujos pais não tomam certas providências".

Televisão

1. Estabelecer limites

Os jovens cujos pais estabelecem limites assistem a uma hora a menos de televisão por dia do que os que não têm limites. Eles têm mais probabilidade de pegar um livro para ler e passar mais tempo dedicado às lições de casa.

2. Assistir a tevê com os filhos

Não acho que crianças menores de 12 anos devam assistir sozinhas a televisão. À parte os canais infantis, os demais têm muito conteúdo violento e sexual para que elas assistam desacompanhadas.

Quem assiste a televisão com os filhos tem inúmeras oportunidades de momentos de aprendizado sobre sexualidade, relacionamentos, comunidade e o mundo em que vivemos. Pode usar programas como Naked Brothers Band, Gilmore Girls e Zoey 101 para conversar (durante os intervalos, claro!) sobre como as pessoas de bem reagem àquelas situações. Talvez os adolescentes tenham mais facilidade de comentar as decisões de Rory em Gilmore Girls

Louco por tevê, louco por mouse: navegando pelo mundo da eletrônica

do que as suas próprias e as de seus amigos. Após os 12 anos de idade, você terá que decidir se supervisiona ou não o que seus filhos assistem. Meu filho gosta dos *reality shows* norte-americanos, que oferecem inúmeras oportunidades de conversar sobre as decisões corretas e erradas que as pessoas tomam.

Acho que estabelecer limites como "televisão só depois de terminar as tarefas e as lições" fazem sentido, e acho que os pais têm o direito de vetar programas de conteúdo claramente sexual e violentos, ao menos até que os filhos estejam no ensino médio. A regra na nossa família é que cada um pode assistir ao programa ou ao filme que quiser, mas, se tiver alguma restrição de idade, só na presença de um dos pais, e devem se dispor a um "momento de aprendizado" depois. Isso não é tão fácil quando se trata de usar o computador.

Computador e Internet

Apesar da crescente preocupação com a Internet, a maioria dos pais estabelece poucos limites. No estudo realizado pela Kaiser Family Foundation em 2003, apenas um em quatro pais tinha regras para o uso do computador, incluindo-se limites de tempo e o que podia ser acessado. Três quartos dos jovens a partir da 7ª série não têm nenhum tipo de filtro no computador nem controle dos pais.

1. Instalar o computador onde todos possam ver

Esta é a regra número um dos Pais Afirmativos. A melhor maneira de supervisionar nossos filhos na Internet é instalar o computador em um espaço em que possamos vê-lo. Embora três quartos dos adolescentes digam que têm computador com acesso à Internet em áreas comuns da casa, mais de um quarto têm

O que os pais do século XXI precisam saber

dentro do próprio quarto. Isso não é uma boa idéia. Se você quer monitorar o uso que seu filho faz da Internet, instale o computador na sala de estar, de jantar ou no escritório.

Sempre recomendo incluir na conta de e-mail um filtro antispam, como faço, e mesmo assim costumo receber vários e-mails sobre remédios sexuais e serviços de encontro, até mesmo na conta de e-mail da igreja. Seus filhos também estão recebendo essas coisas, e eles precisam saber que devem apagar essas mensagens enviadas por desconhecidos antes de abri-las.

Os filtros funcionam bem se seu filho tiver menos de 12 anos, mas, quanto aos mais velhos, limitam o acesso a informações que eles tenham que buscar. Por exemplo, a maioria dos filtros bloqueará o site da American Cancer Society porque ensina o auto-exame de mamas e testículos. De qualquer maneira, os adolescentes mais ligados em tecnologia sabem como driblar essas limitações.

Melhor do que filtros é ensinar a seus filhos que devem contar a você o que eles encontram *online* que tanto os perturba. Os mecanismos de busca podem levar inesperadamente a sites obcenos. Quando Greg estava na 7ª série, um dia ele entrou pálido em meu escritório quando procurava uma foto para a capa de seu trabalho sobre o furacão Katrina. Ele digitou a palavra Katrina no Goggle Imagem esperando encontrar cenas da devastação, mas deu de cara com uma página cheia de fotos de moças seminuas em poses sedutoras. Quem poderia imaginar uma coisa dessas? Felizmente Greg sentiu-se à vontade para me falar desse site de sexo explícito que ele encontrou em sua pesquisa. Nós tínhamos um acordo de eu checar periodicamente o seu "histórico de arquivos", e não quis que eu pensasse que ele havia entrado voluntariamente no site.

Louco por tevê, louco por mouse: navegando pelo mundo da eletrônica

2. Conhecer a tecnologia e saber o que seu filho está fazendo

Se você não sabe como navegar pela Internet, é hora de fazer um curso ou pedir que seu filho lhe ensine. Não se pode controlar o que não se conhece. Se você sabe navegar na Internet, mas não em sites de relacionamento, pergunte a seu filho se ele tem uma página na Web. Estávamos passando o verão na casa de amigos quando perguntei à filha deles de 15 anos se ela tinha uma página no MySpace. Ela ficou pálida e começou a gaguejar. Era óbvio que seus pais não tinham conhecimento disso e nem sabiam que site era esse. Acho que, depois disso, aquela menina nunca mais vai querer ouvir falar de mim. Mas meus amigos não são os únicos; 38% dos pais jamais viram o perfil de seus adolescentes *online*.

3. Se seu filho contar que tem uma página na Web, peça para ver – mas no dia seguinte

Dê tempo para que seu filho faça uma limpeza no site. Quando conversei sobre isso com Fernandes, ele me alertou que a criança pode ter várias páginas. Disse: "Em uma hora, seu filho pode criar uma 'página da princesa' com um conteúdo totalmente inocente. Mas isso não significa que ele não tenha outra página". E afirma com todas as letras: "Se a criança quiser esconder alguma coisa dos pais no MySpace, eles jamais ficarão sabendo". Pergunte objetivamente quantas contas *online* seus filhos têm e se existe uma segunda página.

Exija que o seu adolescente bloqueie a conta para impedir pessoas de visitar a página sem a sua permissão. O Myspace permite que os usuários definam o perfil como privativo e só aceitem e-mails de uma lista de endereços autorizados.

O que os pais do século XXI precisam saber

4. Ter uma conta sua no MySpace e pedir autorização
a seu filho para ser um amigo na conta dele

Mas peça a seu filho para ajudá-lo a configurar a sua página de modo que ele não tenha vergonha de se conectar com você. Só que isso pode ter o efeito inverso. Alguns pais põem suas páginas e são bombardeados pelos amigos dos filhos, que enviam mensagens estúpidas ou do tipo "posso ser seu amigo?" É o chamado "fogo amigo".

5. Combinar regras para usar os sites de relacionamento

As regras do MySpace para os jovens usuários incluem:

- Lembrar que se trata de um espaço público. Não divulgar nada que não se queira que os outros saibam.

- Não permitir que estranhos encontrem você com facilidade.

- Nem sempre as pessoas são quem dizem ser. Cuidado com nomes estranhos em sua lista de "amigos".

- Denunciar qualquer tipo de assédio, frases de ódio e conteúdo impróprio.

- Não se passar por mais velho ou mais novo.

Há vários websites que sugerem os seguintes limites para o uso seguro da Internet:

- Seu filho jamais deve marcar encontro *offline* com alguém que tenha conhecido *online*, a menos que você esteja junto.

Louco por tevê, louco por mouse:
navegando pelo mundo da eletrônica

Esta talvez seja a regra mais importante de todas. Se seu filho tem mais que 16 anos e não aceita a sua companhia, que ao menos se encontre com a pessoa em lugar público e leve junto alguns amigos. Ele deve contar a você antes do encontro e lhe enviar mensagens de texto avisando que está tudo bem. Mas desaconselho esse tipo de encontro antes que ele esteja no ensino médio.

- Seu filho deve contar a você qualquer problema *online* que surja.

- Limite o tempo que ele passa em sites de relacionamento. Assim como ele navega na Internet ou lê blogs, também pode cair em um buraco negro. Um bom limite é conectar-se somente depois que terminar as lições de casa, mesmo que a Internet seja usada como fonte de consulta. E nada de MSN durante as lições de casa.

- Visite a página de seu filho na Web uma vez por semana e deixe uma mensagem simpática.

- Certifique-se de que não há nenhum dado de identificação na página dele: nome da escola, do time, da cidade em que mora ou onde ele encontra os amigos.

- Examine bem as fotos para não dar pistas de informações pessoais, por exemplo, o adolescente na frente do prédio da escola.

- Cuidado com os pseudônimos. Não devem induzir a pensamentos sexuais ("menina suja" é um exemplo de uma garota

O que os pais do século XXI precisam saber

de 14 anos que encontrei recentemente) nem vazar informações (stevewest-on 15 é fácil de rastrear).

- Seu filho não pode mentir a idade. Os sites têm limites de idade por boas razões. Se ele for muito novo para um determinado site, proponha alternativas.

- Seu filho deve examinar bem as mensagens que envia e o que elas poderiam dar a entender a alguém desconhecido. "Estou sozinho", "Odeio minha vida" e "Adoro brincar de médico" são mensagens que atraem agressores em busca de alguém para se relacionar.

- Insista em que seu filho proteja as contas dele, como, por exemplo, selecionar comentários de amigos antes de aceitá-los. Isso evita agressões públicas e impede que ele entre em sites que não queira.

- Seu filho não deve postar fotos que você ou a avó dele não poderiam ver. Fotos embaraçosas podem ser copiadas no site de outras pessoas e ter vida longa na rede.

6. Estabelecer e impor conseqüências se os limites não forem obedecidos

A sanção por violar os limites pré-estabelecidos em conjunto é bastante óbvia: proibir o uso do computador por certo tempo, dependendo da gravidade da infração. Por exemplo, é muito mais grave descobrir que seu filho foi se encontrar com alguém sem a sua permissão do que não ter bloqueado a conta. Se eu descobrir que Greg

Louco por tevê, louco por mouse:
navegando pelo mundo da eletrônica

tem uma página na Web que eu não saiba, considerarei essa falta de confiança uma violação gravíssima e limitarei o seu acesso *online* apenas à realização das lições de casa. Se você descobrir que seu filho está abusando do MSN, exija que ele feche a conta por três a quatro semanas. E confira se ele fechou mesmo. Estabeleça de antemão as conseqüências por violar os acordos sobre o uso da Internet em casa.

Mas você só consegue monitorar a Internet de seu filho dentro de casa. Os adolescentes podem conectar-se na escola, nas bibliotecas públicas e na maioria dos centros comunitários, além da casa de amigos; é praticamente impossível monitorar tudo. É aí que entra a confiança. Embora eles acessem a Internet também em seus Palmtops e telefones celulares, mesmo no período das sanções, é possível bloquear o acesso no equipamento portátil.

Telefone celular

1. Certificar-se de que seu filho conhece as regras básicas

Assim como nos outros assuntos já discutidos, deve-se estabelecer algumas regras para o uso do telefone celular. As crianças devem saber que:

- Só podem dar o número a quem conhecem e confiam.

- Só podem responder mensagens de texto enviadas por conhecidos.

- Devem usar o mecanismo de bloqueio contra ligações indesejáveis.

2. Estabelecer limites de uso

Deixe claros os períodos em que é terminantemente proibido usar o celular, como na escola, enquanto faz a lição de casa ou

O que os pais do século XXI precisam saber

durante o jantar. Algumas famílias costumam desligar o telefone ou recarregá-lo no horário das refeições. Alguns pais sugerem que os filhos desliguem o telefone em casa e só recebam ligações no telefone fixo. Desligue também os iPods. O jantar em família deve ser uma oportunidade para conversar.

3. Estabelecer conseqüências em conjunto

Novamente, uma conseqüência possível por desobedecer aos limites acordados é bastante óbvia: recolher o telefone celular por um período específico de tempo, dependendo da gravidade da desobediência. Também é possível checar o histórico das contas para saber como seu filho usa o telefone, mas eu recomendaria só fazer isso se houver alguma desconfiança real. Tal atitude levanta a questão de até que ponto deve-se supervisionar e monitorar o uso do telefone celular e do computador.

Bisbilhotar ou não na "era dos aparelhos sem fio"

Os pais sempre resistiram à tentação de ler correspondência, diário e bilhetes encontrados nos bolsos dos filhos. Mas as mensagens de celular, os e-mails e as mensagens que ficam na tela do computador permitem não só ficar de olho neles, mas invadir a sua privacidade.

Vi há pouco tempo um anúncio de página inteira da organização Parents: The Anti-Drug com a seguinte frase: "É tênue a linha que separa a privacidade dos filhos e o seu papel como pai". Esse é um tema que sempre surge nas sessões de perguntas e respostas das minhas palestras para pais. Alguém sempre pergunta: "Devo espionar meu filho adolescente *online*?"

A minha resposta é sempre "não". Pais Afirmativos preferem ter uma relação de confiança com os filhos. Da mesma maneira que não

Louco por tevê, louco por mouse:
navegando pelo mundo da eletrônica

devemos ler seus diários e cartas ou vasculhar suas gavetas, também não devemos ler correspondência *online*. Você abriria uma carta do seu filho adolescente sem o consentimento dele? Porque seria diferente com a correspondência eletrônica? Você ouve os telefonemas de seu filho adolescente sem que ele saiba? Então por que ler as suas mensagens eletrônicas? (Como mencionei no capítulo sobre drogas, isso só é válido se você tiver absoluta certeza de que seu filho não está envolvido em nenhum comportamento ilegal ou de risco. Nesse caso, avise antes que você dará uma olhada no computador dele.)

Existem programas que dizem como seu filho usa o computador. Eles permitem o acesso aos e-mails, às mensagens instantâneas e a todos os sites visitados. Essa tecnologia grava tudo o que está sendo feito e envia um e-mail a você a cada 30 minutos sobre onde seu filho navegou. E ele nem percebe.

Eu não gosto desses programas. Você espionaria seu filho a cada 30 minutos? Para mim, há uma grande diferença entre bisbilhotar, espionar os filhos e supervisioná-los/monitorá-los. Estabelecer limites claros e conseqüências por não cumpri-los são armas para Pais Afirmativos. (Releia nas páginas 189 a 196 o que você e seu filho podem conversar sobre o uso da Internet.)

A Wiredsafety.org, uma organização virtual pela Internet segura, tem uma visão interessante sobre serviços de espionagem. Diz: "Instale e esqueça. Se algo terrível acontecer e seu filho for alvo de assédio sexual, você terá a prova que precisa. É como uma câmera de segurança na porta do banco. Não custa nada rastrear quem ofende você ou seus filhos *online*". Essa organização deve saber o que está dizendo, mas nem por isso eu instalaria o programa. Prefiro estabelecer regras, limites e conseqüências, e confiar que meu filho me procurará se algo acontecer *online* – da mesma maneira que ele me procuraria

O que os pais do século XXI precisam saber

se algo lhe perturbasse *offline*. Lembre-se: estamos querendo reforçar em nossos filhos a capacidade de tomar decisões independentes.

Lembre-se de que mesmo instalando esses programas em seu computador, você não saberá o que ele está fazendo na Internet quando estiver na escola, na biblioteca, no celular ou em qualquer outro lugar. Não há "espionagem" que possa revelar tudo.

Muitos pais descobrem conversas de sexo explícito nos programas de mensagem instantânea dos computadores dos filhos pré-adolescentes e me perguntam o que devem fazer. Eles se chocam com a linguagem e se envergonham de espionar o computador dos filhos. O melhor a fazer é seguir a regra número um que falamos anteriormente: deixe o computador da família em um lugar que todos freqüentam.

Mas isso não é diferente de ler os bilhetes e o diário de seus filhos. Se descobrir alguma coisa que o perturbe, seja ou não por acidente, converse com seu filho, no mínimo para se desculpar por invadir a sua privacidade. Comece dizendo que o computador estava ligado e você leu sem querer: "Desculpe ter lido as sua mensagens, mas não gosto da linguagem que vocês estão usando e os assuntos que conversam. Vamos conversar melhor sobre isso". Não deixe de partilhar seus valores e as regras da casa sobre o uso de computadores. E lembre-se de que o jovem que usa linguagem obcena no MSN e em sites de relacionamento não faz isso *offline*.

O melhor conselho que posso dar a você é pensar duas vezes antes de bisbilhotar. Você pode não gostar do que vai encontrar e perder a confiança de seu filho. Queremos que eles confiem em nós e sejam pessoas também confiáveis. Isso as novas tecnologias não podem mudar. E queremos que tomem decisões éticas e contribuam positivamente para um mundo melhor. Esse é o assunto que discutiremos no último capítulo.

Capítulo 10

CRIANDO UM MENSCH: A IMPORTÂNCIA DA ÉTICA E DA ESPIRITUALIDADE PARA AS NOSSAS CRIANÇAS

"Mensch" é a palavra em iídiche que significa "ser humano", mas implica uma pessoa de forte caráter moral. Leo Rosten diz em The Joys of Yiddish que um Mensch é aquele que admira e se excede, alguém com nobre caráter moral. O segredo de ser um verdadeiro Mensch é ter nada menos que caráter, retidão, dignidade e saber o que é certo, responsável e decoroso.

Queremos que nossos filhos sejam saudáveis, felizes, bem-sucedidos e seguros, mas no fundo só queremos que eles sejam "bons". Queremos que sejam seres humanos gentis e decentes, participativos e empáticos. Queremos que tomem decisões éticas, tenham espiritualidade e se comprometam com a nossa fé.

Queremos que nossos filhos prosperem. O Search Institute usa o verbo prosperar para referir-se ao adolescente que "não só cresce e floresce como indivíduo, mas contribui para a família, a comunidade e a sociedade". "A juventude próspera dá provas não só da ausência de comportamentos negativos como de desenvolvimento positivo, envolvimento na escola, compromisso com os outros, bom relacionamento com adultos, boa auto-estima, de saber superar a adversidade e respeitar a diversidade". Eles não usam a palavra, mas desconfio que se refiram aos Mensches.

Queremos que nossos filhos sejam espirituais e morais, embora muitos pais não queiram forçar suas crenças religiosas. Isso em razão das memórias negativas que guardamos das igrejas e sinagogas incômodas que nos obrigavam a freqüentar na infância. A porcentagem de jovens que cresceu sem uma identidade religiosa quase triplicou no início dos anos 1990, embora não passem de

O que os pais do século XXI precisam saber

14%. (Novamente, inverta a estatística e você terá 86% identificados com alguma tradição religiosa.)

A imensa maioria dos casais e pais de hoje pertencem a alguma instituição religiosa, como nossos pais também pertenciam, e de dez casais, nove desejam que seus filhos tenham educação religiosa. Muitos retornam à comunidade religiosa depois de longa ausência só para oferecer aos filhos uma estrutura de valores e significados morais. Só depois que nasceu a nossa primeira filha é que voltamos a procurar uma comunidade religiosa que respeitasse as nossas diferentes tradições de fé. Em minha congregação, temos até uma piada em relação a isso: "O que é um Universalista Unicista? Um ateu que teve filhos".

Muitos pais se auto-identificam como "espirituais, não religiosos", refletindo o desejo de buscar significados longe do confinamento das religiões organizadas. O psicólogo de Harvard Dr. Robert Coles, que pesquisa e escreve sobre desenvolvimento moral, diz no livro *The ongoing journey: Awakening spiritual life in at-risk youth* que espiritualidade é "encantar-se com a vida e tentar entendê-la". Em seu livro *The spiritual life of children*, ele escreve que as crianças anseiam por repostas para as questões espirituais. "De onde viemos? Por que estamos aqui? Qual é o significado da vida?"

Muitos concordam que a busca por respostas a esse tipo de questionamento é universal. O Institute for American Values, em uma publicação de 2002 chamada *Hardwired to connect: the scientific case for authoritative communities* diz: "Estamos conectados não só a outras pessoas como buscamos um significado moral e estamos abertos à transcendência. Satisfazer essas necessidades básicas de conexão é essencial à saúde e à prosperidade do ser humano".

Observadores e educadores acreditam que as crianças, com ou sem instrução religiosa, apresentam uma curiosidade inata pelas

Criando um Mensch: a importância da ética e da espiritualidade para as nossas crianças

questões espirituais. Qualquer um que conviva com crianças de 2 e 3 anos de idade sabe que elas são encantadoras, têm carinho pela natureza, espontaneidade e imaginação criativa. Querem saber por que o céu é azul, de onde vêm as flores, onde os bebês ficam antes de nascer e por que os animais e as pessoas morrem. Elas têm uma curiosidade infinita pelo mundo que as rodeia.

Quando são mais velhas, levantam questões ainda mais complexas. Basta conversar sobre a tragédia de 11 de setembro, o tsunami na Indonésia, o furacão Katrina ou o câncer de um parente diante das crianças para perceber que elas são imunes à tentativa de compreender o sofrimento. Suas dúvidas são as mesmas que as nossas: por que coisas ruins acontecem a pessoas boas? Por que a vida é injusta? Por que tanto ódio? Por que as pessoas morrem jovens?

Não podemos evitar as conversas sobre assuntos delicados e tragédias, naturais ou não, perto de nossos filhos, porque eles precisam de nós para entender. Quem tinha filhos pequenos em 11 de setembro de 2001 e quis protegê-los do horror, logo percebeu que era impossível afastá-los das notícias, das conversas, das outras crianças e da dor que os adultos sentiam. (Pudemos, contudo, poupá-los das imagens transmitidas exaustivamente pela tevê mostrando os aviões batendo nas Torres Gêmeas.) Esses eventos aterrorizantes devem servir de exemplo nos momentos de aprendizado, nos incentivando a fazer o possível para garantir a segurança de nossos filhos.

O Dr. James Fowler, professor da Candler School of Theology, criou o que ele chama de "teoria do desenvolvimento da fé" para explicar como as pessoas desenvolvem a fé ao longo da vida. Ele acredita que a fé seja uma necessidade universal do ser humano, religioso ou não. Escreve que a fé antecede "a formação da crença, dos valores e dos significados que dão coerência e direção à vida

O que os pais do século XXI precisam saber

das pessoas... permite lidar com os desafios da vida e da morte e enfrentá-los, confiando na qualidade do supremo em nossa vida".

Com essa definição, podemos entender por que é importante para os pais alimentar a fé de seus filhos. Queremos que eles tenham uma clara noção de valores e crenças, e que adotem as estruturas de fé da nossa família. Fowler identifica o estágio da fé na metade da infância como "fé literal mítica". Como as crianças são seres pensantes, nessa idade os pais e líderes religiosos devem contar histórias, narrativas e mitos para transmitir suas crenças religiosas. A "criança média" está interessada, segundo Fowles, "na fé simples e na reciprocidade moral".

Reciprocidade moral é, na verdade, a pedra angular de muitas religiões; alguns a chamam de Regra de Ouro. O Dalai Lama escreveu: "Todas as religiões enfatizam a melhora do ser humano, o respeito ao outro, a solidariedade pela dor alheia". Os últimos anos do ensino fundamental I é a época ideal para introduzir a "Regra de ouro" expressada em tantas religiões: "Só faça aos outros o que deseja que façam a você", dito por Platão no século IV a.C. como "Devo fazer pelos outros o que espero que façam por mim". O judaísmo e o cristianismo ensinam: "Não faça a ninguém o mal que não quer que lhe façam"; e o islã diz "ninguém crê verdadeiramente até desejar ao seu irmão o que deseja para si mesmo". Esse é um ponto de partida para os jovens entre 8 e 12 anos.

Em uma bonita passagem de seu livro *Faith and belief*, o respeitado estudioso das religiões Wilfred Cantwell Smith escreveu:

A fé, portanto, é uma qualidade da vida humana. Na melhor das hipóteses, toma a forma de serenidade, coragem, lealdade e solidariedade; é a confiança e a felicidade silenciosa que permitem estar à

Criando um Mensch: a importância da ética e da espiritualidade para as nossas crianças

vontade no universo, encontrar o significado do mundo e da própria vida, um significado que é profundo, supremo e estável, não importa como se manifeste ao nível de evento imediato. Homens e mulheres que possuem essa espécie de fé não se perturbam diante da catástrofe e da confusão, da fartura e da tristeza; enfrentam a oportunidade com convicção e direção; e recebem o outro com alegria e generosidade.

Leia de novo, bem devagar. É um estado muito elevado que talvez muita gente não consiga alcançar, especialmente a parte sobre a habilidade de enfrentar a catástrofe sem se perturbar. Mas equipar uma criança com esse tipo de paz, de confiança, alegria e de estabilidade perante a vida é a meta mais preciosa.

Por isso, a meta de todos os Pais Afirmativos, e não apenas dos que praticam a religião, é despertar na criança a espiritualidade saudável. Ter fé não é o mesmo que aceitar um sistema de crenças específico, alguns ensinamentos religiosos ou pertencer a uma comunidade unida pela mesma fé. A fé e o espírito da criança podem ser alimentados sem que ela pertença a uma tradição religiosa, mesmo que muitos necessitem do contexto oferecido pelas tradições. Ser pai não é ser religioso, ter espiritualidade ou pertencer a uma comunidade de fé, mas assumir a responsabilidade de orientar os filhos na busca dos significados, das decisões éticas e das respostas às grandes questões da vida.

Os pais de hoje têm mais dificuldades de fazer isso que os de gerações anteriores? Eu acho que não. Sim, o fantasma do terrorismo paira sobre nós, mas a Guerra Fria e a destruição nuclear também nos ameaçavam em tempos passados. Sim, o mundo parece mais materialista e a mídia mais presente, por isso é mais, e não menos importante, avaliar o nosso papel de formadores de crianças espiritualmente saudáveis.

O que os pais do século XXI precisam saber

O papel dos Pais Afirmativos
no desenvolvimento ético e espiritual

Em todos os temas discutidos neste livro, ser um modelo paterno/materno saudável, com um comportamento ético, faz diferença. O Dr. Robert Coles escreveu em *The moral intelligence of children (Filhos éticos e responsáveis)* que é importante para os filhos observar os seus adultos significativos. "A nossa maneira de levar a vida, de agir e tratar o outro é absorvida lenta e cumulativamente por nossos filhos... no longo prazo, os momentos de pouca consciência que vemos como fatos irrevelevantes do dia e da semana se transformam em momentos fortes e persuasivos, moralmente falando".

A maneira como respondemos às "grandes perguntas" das crianças contribui para o desenvolvimento da sua fé. No trabalho que faço com os pais sobre temas sexuais, costumo dizer que as perguntas que têm respostas científicas (como "De onde eu venho? ou "Mas como o bebê entra lá dentro?") são muito mais fáceis de responder do que as teológicas ("Por que a gente nasce?", "Para onde vão as pessoas quando morrem?", "Por que acontecem coisas ruins?") Quando Greg tinha 4 anos, descobri que era muito mais fácil responder à pergunta "por que as meninas não têm pênis?" do que uma que ele fez quando fomos ao cemitério: "Por que as pessoas morrem?"

Pais Autoritários costumam responder aos filhos com perguntas, encurtar a conversa ou dizer só aquilo em que acreditam. Pais Afirmativos procuram despertar nos filhos a fé, o encantamento e a compreensão de que perguntas como essas são oportunidades de diálogos e conversas, e não de palestras. Eles devem perguntar "o que você acha?", em vez de responder imediatamente. O raciocínio é enriquecido quando os pais fazem perguntas aos filhos em uma conversa. Pais Afirmativos reconhecem os mistérios da vida

Criando um Mensch: a importância da ética e da espiritualidade para as nossas crianças

("Ninguém sabe ao certo") e dão respostas que consideram úteis ("Prefiro acreditar que o céu exista"), em vez de insistir nas crenças mais comuns. Uma pré-escola judaica tem o seguinte lema, que gosto muito: "A criança não é um copo a ser preenchido, mas uma lâmpada a ser acesa".

Sempre serei grata a Anita Hall, que era a diretora de educação religiosa na igreja que freqüentávamos quando Alyssa estava na pré-escola. Um dia uma das crianças lhe perguntou: "Quem é Deus?". Você deve ter diversas maneiras de explicar isso para seus filhos, dependendo da idade deles, mas o que Anita partilhou com a classe de Alyssa aquele dia ficará comigo para sempre como a melhor resposta. Ela disse: "Deus é a felicidade que está dentro de nosso coração". Para mim, parece ser essa a mais perfeita teologia que pode ser aplicada na pré-escola; da mesma maneira, essa resposta também cala fundo em nós adultos.

A minha congregação, a Associação Universalista Unicista, é baseada em sete princípios que traduzimos em linguagem concreta para nossos filhos. Ofereço aqui a nossa versão para as crianças, não para que você adote na sua família, mas para que pense sobre os princípios éticos que queremos transmitir a nossos filhos. São eles:

- Todas as pessoas têm a mesma importância.

- Todas merecem ser tratadas com justiça e gentileza.

- Devemos nos dar forças uns aos outros e aprender juntos.

- Toda pessoa precisa ser livre para buscar o que é verdadeiro e justo.

O que os pais do século XXI precisam saber

- Todas as pessoas devem ter opiniões próprias sobre o que lhes interessa.

- Devemos trabalhar por um mundo mais pacífico, mais justo e mais livre.

- O planeta é o lar que compartilhamos com todos os seres vivos; temos o dever de cuidar bem dele.

Pense bem quais são os valores centrais que você quer transmitir a seus filhos. E então veja se a sua família reflete esses valores. Khalil Gibran escreveu há mais de cem anos: "A sua vida diária é o seu templo e a sua religião".

O importante, aqui, não é dar as minhas respostas, mas ajudá-lo a pensar em como você pode conversar sobre essas coisas com seus filhos. Os pais se sentem constrangidos com esse tipo de conversa porque acreditam erroneamente que os filhos ainda sejam novos para entender. É importante respeitar as perguntas das crianças e levá-las a sério. Isso quer dizer que, primeiro, é preciso saber em que você acredita sobre esses temas importantes. Ajuda muito expor as suas próprias dúvidas e questionamentos, e responder às crianças à medida em que for encontrando as respostas. Mas os Pais Afirmativos sabem que é melhor encorajar a conversa e o diálogo com os filhos.

Essas conversas não são apenas sobre os grandes temas da vida e da fé, mas também sobre decisões morais, respeito, empatia e justiça. Tal como o sexo e as drogas, são "momentos de aprendizagem" diários que ajudam a transmitir os valores morais e éticos da família. O noticiário, a televisão, os filmes e as experiências que as crianças têm na escola propiciam infinitos momentos para transmitir os va-

Criando um Mensch: a importância da ética
e da espiritualidade para as nossas crianças

lores familiares sobre diversidade, justiça, tolerância e igualdade. A primeira página do seu jornal diário está cheio de idéias.

Minha colega Barbara Levi-Berliner diz em todos os grupos de pais: "Os filhos percebem, não interpretam". Em outras palavras, eles captam tudo o que passa à volta deles, mas quase nunca entendem. Tanto isso envolve muita coisa como pode ser o que acontece em sua própria casa. Ela me contou a história de uma menina de 5 anos de idade que deixou de ser uma criança meiga e tornou-se um verdadeiro terror. Ao perguntar à mãe o que havia mudado dentro de casa, a resposta foi: "Não mudou nada. Bom, estou grávida de cinco meses, mas acho que ela ainda não sabe". Bárbara sugeriu a essa mãe que conversasse com a menina sobre ser a irmã mais velha; quando eles contaram a novidade e começaram a incluir a filha nos preparativos para receber o bebê, o comportamento difícil cessou. A menina sabia que alguma coisa importante ia acontecer na família, e não queria ficar de fora.

Mas em um âmbito mais amplo, as crianças ficam muito mais expostas antes de estarem preparadas. Por isso, quando elas entram no jardim-de-infância ou no pré, ou quando ligam a televisão em vez de assistir a um vídeo adequado à sua idade, fica mais difícil, é quase impossível protegê-las. Outro dia, saindo da igreja, ouvi uma mãe perguntar ao filho de 8 anos o que ele havia aprendido na escola dominical, e o menino respondeu: "Terrorista". A mãe perguntou assustada: "E o que é um terrorista?" O menino disse: "Alguém que gosta de conhecer outros países". Ela, então, explicou aliviada: "Não, filho, esse é um turista". Mas ele tinha ouvido a palavra "terrorista" em algum lugar, talvez dentro de casa.

Os pais que assistem às minhas palestras sobre sexualidade não sabem o que fazer para proteger a inocência dos filhos. Eles perguntam: "Você não acha que as crianças entram em contato com assun-

O que os pais do século XXI precisam saber

tos sobre sexualidade muito mais cedo hoje em dia?" Sim, elas são bombardeadas por mensagens que exploram o sexo muito antes do que poderiam. Mas é um mito achar que é possível proteger seu filho completamente. Você pode desligar a televisão, mas não pode fazer nada quanto aos anúncios de revistas e aos imensos *outdoors*, que ele se cansa de ver. Se você entrar com seu filho em uma mercearia, na fila do caixa estarão as capas das revistas femininas. E essas revistas não só mostram mulheres praticamente despidas, como estampam chamadas como "Os dez segredos que os homens querem que você saiba", ou "Ajude o seu marido a manter a ereção por mais tempo". E lá estão também os tablóides. Nunca me esqueço daquela manchete "gritando" ao meu filho de 7 anos de idade: "Alienígenas lésbicas engravidam Oprah". A menos que você tranque seu filho dentro da sua casa, ele sempre estará exposto a mensagens desse tipo.

A tarefa dos pais é mediar essas mensagens e comunicar os valores da família. Em vez de ignorá-las, use-as como momentos de aprendizagem para dar informações e transmitir valores aos filhos. "Não me sinto bem vendo essa moça com um biquíni tão pequeno. Por que será que ela se veste assim?" "Você não acha esse título absurdo?"

Conversas sobre dilemas e questões morais também ajudam os filhos a desenvolver a habilidade de tomar suas próprias decisões éticas em relação aos temas tratados neste livro. Pais Afirmativos sabem que ter limites e liberdade de escolha serve como base para a capacidade de tomar decisões morais ao longo de toda a vida.

Então, como criamos Mensches? Sendo modelos de comportamentos éticos, conversando com nossos filhos sobre justiça, ensinando-os a tratar todos com dignidade e respeito (e tratando eles e os outros do mesmo jeito) e encorajando o seu desenvolvimento moral e espiritual.

Criando um Mensch: a importância da ética
e da espiritualidade para as nossas crianças

O que Pais Afirmativos podem fazer?

1. Ouvir os filhos

Ouvir e dar atenção aos filhos ajuda a desenvolver neles a compaixão. Todo mundo quer receber atenção, e as crianças também. Elas querem ser ouvidas. O Dr. Marshall B. Rosenberg, fundador do Center for Nonviolent Communication, escreve que as crianças precisam de um "tipo empático de conexão... uma compreensão respeitosa em que [ela] sinta que estamos presentes e queremos saber o que [ela] está precisando". Pode ser uma comunicação não verbal, através da expressão facial, de um abraço e mesmo verbalmente; o importante é que ela se sinta ouvida.

Em um exemplo de seu livro *Raising children compassionately*, o Dr. Rosenberg convida o leitor a pensar no que responder a uma criança que diz: "Ninguém gosta de mim". Alguns pais reagem imediatamente ("Isso não é verdade; você tem muitos amigos. E ainda terá muitos mais.") ou aconselham ("Se você falasse de outra maneira com seus amigos, talvez eles gostassem mais de você"). Mas o Dr. Rosenberg recomenda aos pais dizer algo mais empático como "Você está triste porque não brinca com seus amigos". Ser modelo de compaixão e empatia nos relacionamentos em casa é uma forma de ensinar os filhos.

2. Aprender com os filhos

Nossos filhos também podem ser os nossos mentores espirituais. Um dos principais ensinamentos que recebi de meus filhos é a importância de se viver o momento. Lembro-me de um bonito dia de primavera, quando minha filha, então com uns 4 anos, quis dar um passeio para encontrar os "sinais da primavera". Fomos de carro até o parque próximo à nossa casa. Saímos do carro e, imediatamente, ela viu uma pedra que lhe agradou. Paramos. Andamos mais um

O que os pais do século XXI precisam saber

pouco. Ela pegou um pauzinho no chão. Andamos um pouco mais e paramos para ela pegar uma flor, cheirá-la e arrancar as pétalas. Eu já estava ficando impaciente; queria chegar logo à ponte no meio do parque e não continuar naquele anda-e-pára! Pouco mais adiante uma joaninha em um galho a fez parar e ficar olhando atentamente. Andamos mais um pouquinho e ela se agachou para brincar com areia. Meia hora depois ainda não tínhamos chegado ao caminho principal do parque. Mas então eu entendi: esse foi o nosso passeio em busca dos "sinais da primavera".

3. Criar rituais familiares

Meus amigos me contam que todas as noites, antes de dormir, eles rezavam "Agora me deito para dormir" e até hoje fazem a mesma coisa. Os rituais alimentam a espiritualidade de seus filhos. Inclua rituais diários como momentos de gratidão antes das refeições e pedidos de bênção à beira da cama. A maneira como sua família celebra os feriados religiosos faz parte da instrução recebida dos rituais e transmite um senso de segurança e fé às crianças: os rituais vão desde comparecer aos serviços religiosos da sua comunidade de fé aos convites e às celebrações de aniversários. Nós vamos colher a nossa árvore de Natal com a mesma família de amigos há 18 anos; isso faz parte dos nossos feriados de inverno da mesma maneira que ir à igreja na véspera de Natal. Também celebramos os feriados judeus em respeito à herança de minha família. A primeira noite do Seder é sempre na casa do vovô; meus *latkes* de batata no Hannukah são obrigatórios. Que tradições familiares você celebra em sua casa?

Também é possível criar rituais para eventos seculares. Alguns pais dão presentes ou preparam um jantar especial na primeira menstruação da filha. Eu celebro a "último colo" dos meus dois

Criando um Mensch: a importância da ética
e da espiritualidade para as nossas crianças

filhos. Percebi que vários momentos importantes da fase de bebê de meus dois filhos não ficaram marcados (a última mamada no seio; o dia em que tirei a fralda), por isso quis marcar a transição do engatinhar para os primeiros anos de vida. Quando eles fizeram 5 ou 6 anos e já estavam pesados para vir no colo, eu os peguei no colo pela última vez, levei-os para o quarto e os coloquei na cama com uma bênção pelo "último colo".

Minha amiga Kate Hanley inventou um ritual que também adotamos com nossos filhos. Os amigos dos filhos dela começaram a se preparar para o *bar* e o *bat mitzvahs* na 4ª série, e os pais, para as celebrações. Mas, como as crianças cristãs não têm esses eventos para celebrar a passagem para a maturidade, Kate inventou a "festa dos 10 anos" para elas. Kate e os filhos procuraram os professores, *babysitters*, vizinhos e amigos que foram importantes. Cada um levou suas memórias dos primeiros dez anos de vida da criança escritas em uma folha de papel. Na festa, as pessoas lêem em voz alta e guardam todas as páginas, juntamente com as fotos tiradas na festa, em uma pasta que é dada de presente à criança.

Momentos como esse podem ser celebrados por rituais. Você faz alguma coisa especial no primeiro dia de aula? No primeiro dia de aula, todos os anos, minha irmã tirava a foto de cada filho na porta da frente da casa. Depois, eles fizeram uma colagem. O que acontece na sua família quando cai um dente da criança? Você faz alguma coisa especial no último dia de aula? Pense em outros eventos que podem ser celebrados com um ritual familiar. Use a imaginação para criar as últimas lembranças de seus filhos.

Os rituais podem ser seculares ou religiosos. Em vez de rezar antes das refeições, cada membro da família pode contar uma coisa boa que aconteceu durante o dia. Na hora de dormir, os rituais

O que os pais do século XXI precisam saber

incluiriam maneiras diferentes de os pais desejarem boa noite aos filhos e reafirmar seu amor por eles.

Inventei esta bênção para a minha filha quando ela tinha apenas algumas semanas de vida: "Que os anjos protejam o seu sono. E Deus a abençoe. Amo você".

E desde então tenho repetido essas palavras todas as noites, para Alyssa e Greg. Envio a mensagem por e-mail, sussurro ao telefone quando eles dormem fora ou vão acampar, e até gravo no celular de Alyssa quando ela está distante. Digo essas palavras antes de qualquer procedimento médico, do primeiro dia de aula, do teste de direção. E até envio como mensagem de texto. As palavras que eles ouviram a vida inteira os confortam; e confortam a mim por dizê-las; e ligam o nosso amor com algo maior do que nós. Tente escrever uma mensagem de amor para a sua família. Você não precisa acreditar em Deus ou em anjos, nem mesmo em orações; pode dirigir-se ao universo ou ao sagrado que há dentro de nós, ou apenas se concentrar no amor compartilhado. As suas orações tradicionais também servem: pais judeus e cristãos, por exemplo, diriam: "Que Deus os abençoe e proteja. Que Deus despeje suas graças sobre você. Que Deus olhe por você e lhe dê muita paz".

As orações de seus filhos podem variar conforme a tradição, mas reforçarão a espiritualidade deles se forem consistentes com a tradição. O teólogo alemão do século XIII, Meister Eckardt, escreveu que a única oração que precisamos recitar verdadeiramente é "muito obrigado". Mais recentemente, a escritora cristã Anne Lamott disse que a única oração que precisamos recitar verdadeiramente é "muito obrigado, muito obrigado, muito obrigado" e "ajude-me, ajude-me, ajude-me". E há quem cite o rabino Marc Gelman e o

Criando um Mensch: a importância da ética e da espiritualidade para as nossas crianças

Monsenhor Thomas Harman segundo os quais as únicas orações que as crianças precisam saber é "obrigado, me dá, uau e ops!"

4. Celebrar as tradições da comunidade

Celebrar as tradições da comunidade também proporciona um lar espiritual para as crianças. Você deve saber que eu, como reverenda, acredito no poder de uma comunidade de fé organizada para dar significado e apoio à sua vida e à vida de seus filhos. Eu me considero, como a maioria dos americanos, uma pessoa religiosa e espiritual. Embora possamos rezar sozinhos, é em comunidade que encontramos o apoio e as oportunidades de agir. Hillary T. Clinton popularizou uma expressão africana que diz: "É preciso uma aldeia para criar uma criança". A comunidade de fé pode ser essa aldeia para os pais.

5. Respeitar o papel da comunidade de fé

Ralph e eu começamos a procurar a nossa comunidade de fé quando nossa filha tinha uns 3 anos. Venho de uma família judia secular, e ele é de família católica romana. As nossas tradições são criadas em torno das refeições; Ralph dizia brincando que "nós comemos a nossa religião". Em outras palavras, nós comemos sopa de galinha e bolas de *matzo* no Rosh Hashanah, sete peixes no jantar italiano da véspera de Natal, *latkes* no Hannukah, presunto na Páscoa, e assim por diante. Também queremos que nossos filhos conheçam as suas duas heranças religiosas para sentirem que têm alguma tradição. Os casais inter-religiosos precisam decidir conscientemente que comunidade de fé melhor se adapta à sua família; alguns oscilam entre duas.

É importante encontrar uma comunidade de fé que atenda as necessidades espirituais e religiosas da família. Para alguns, isso significa reencontrar a igreja ou sinagoga da sua infância. Para ou-

O que os pais do século XXI precisam saber

tros, significa buscar uma nova fé. Conhecer quem são os encarregados da educação religiosa é o primeiro passo. Como as crianças são valorizadas nessa comunidade de fé? Como são incluídas, ou não incluídas, nos cultos? Quais os assuntos tratados na escola dominical? Quais são as exigências de comparecimento? Como os professores são treinados e como a comunidade de fé reflete seus líderes e protege as crianças do abuso sexual? Que valor é dado à diversidade e como as crianças são envolvidas nos aspectos intergeracionais da comunidade? Quais são as crenças e os valores da comunidade sobre os últimos acontecimentos sociais? Há chances de prestar serviço comunitário ou fazer viagens missionárias?

Ser modelo de fé em nossa casa e na própria vida é importante. Para pessoas que, como nós, pertencem a comunidades de fé, isso significa freqüentar a igreja, a mesquita ou a sinagoga regularmente, dizer orações antes das refeições e de dormir, realizar projetos religiosos como família e discutir a fé em conjunto. Esses comportamentos simples são as bases do papel da religião na vida familiar e dão a nossos filhos um sólido lar religioso. Mesmo que muitos abandonem a comunidade de fé no meio ou no final da adolescência, muitos retornarão (ou escolherão outras) quando tiverem sua própria família. Algumas pesquisas sugerem que, quanto mais próximos dos pais forem os filhos, é maior a probabilidade de eles aceitarem a religião da família. E outro motivo para a união familiar.

A maioria dos jovens americanos pertence a comunidades de fé, envolvimento que os protege contra certos comportamentos que discutimos neste livro. Segundo o National Study of Youth and Religion, mais de oito em dez adolescentes (82%) acha que a fé tem muita ou alguma importância em sua vida e para oito em dez pesa muito ou pouco nas suas decisões mais importan-

Criando um Mensch: a importância da ética
e da espiritualidade para as nossas crianças

tes. Quase sete em dez adolescentes se definiram como religiosos (69%) e, dependendo da pesquisa, entre um terço e metade vão semanalmente à igreja. Quase quatro em dez (38%) pertencem a um grupo religioso de jovens.

Há, obviamente, uma diferença entre os jovens que dizem se sentir religiosos e os que pertencem a uma comunidade de fé. Os líderes de grupos de jovens vivem reclamando da dificuldade que é manter os jovens nos grupos ao longo da vida escolar, e muitos pais temem que seus filhos abandonem a sua fé. É mais provável que eles se envolvam cada vez mais em atividades diversas e que o tempo que passam com os amigos seja mais importante do que ir à igreja.

Os que são mais ligados aos grupos de jovens têm menos probabilidade de adotar comportamentos de risco. Eles apresentam índices mais baixos de consumo de álcool e drogas, e também de relações sexuais. Os adolescentes religiosos praticam 50% menos sexo que outros jovens, segundo o estudo realizado entre os adolescentes americanos pelos U.S. Centers for Disease Control. O National Study of Youth and Religion mostra que os jovens mais ativos nas suas comunidades de fé tendem a ser mais saudáveis fisicamente; têm mais disposição que os não-religiosos para se exercitar, comer bem, usar cintos de segurança e até fio-dental! Mas o mais importante é que eles são mais altruístas, têm valores morais e se predispõem mais a prestar trabalho voluntário, a praticar atividades após as aulas e têm as notas mais altas. Os alunos religiosos do ensino médio prestam três vezes mais serviços comunitários que os demais jovens.

É claro que para entender essas estatísticas sempre surge a questão: quem veio antes, o ovo ou a galinha? Envolver-se com uma instituição religiosa é a causa desses resultados mais positivos, ou esses jovens são mais dispostos por participar de co-

O que os pais do século XXI precisam saber

munidades de fé? Mas o que interessa é que o envolvimento em serviços comunitários é bom para nossos filhos e aumentou significativamente da última geração para cá.

Uma ação ética: envolver os filhos em serviço comunitário

A expressão hebraica *tikkun olam* significa "consertar o mundo"; no Novo Testamento está escrito: "A fé sem trabalho é morte". Criar oportunidades para que seus filhos se mantenham ocupados é uma forma de desenvolver a compaixão e a retidão de caráter. Duas outras expressões em hebraico somam-se à responsabilidade que queremos para nossos filhos. A *mitzvah*, que pode ser traduzida como "boa ação", e *gemilut hasadim* que significa atos gentis e amorosos. As crianças devem aprender que espiritualidade, conduta ética e ação social estão intimamente relacionadas, mesmo que a família não pratique nenhuma religião.

Dois importantes educadores do século XX, John Dewey e Jean Piaget, escreveram que as crianças aprendem fazendo. Envolver os filhos na tarefa de servir aos outros os ensina a ser pessoas dedicadas. Os pequenos podem acompanhá-lo a um refeitório público ou à visita a um vizinho ou familiar idoso. Inscrever a família como voluntária em um centro de desabrigados ou prestar serviço em uma instituição como Habitat for Humanity cria oportunidades para o trabalho e a união familiar. A família de Bárbara Levi-Berliner passa o Dia de Ação de Graças, desde que seus filhos eram pequenos, servindo refeições em um refeitório público. O jantar de Ação de Graças em família é na noite seguinte. Alyssa ainda se lembra de quando passávamos os feriados de Natal embrulhando presentes para portadores de Aids. Investigue quais são as possibilidades de prestar serviço comunitário em sua região.

Criando um Mensch: a importância da ética e da espiritualidade para as nossas crianças

Se você já presta algum serviço social, envolva também seus filhos. Alyssa participou comigo do seu primeiro *rally* pelos direitos das mulheres aos 3 anos de idade; acho que Greg tinha 9. A lista de possíveis serviços voluntários para crianças maiores e adolescentes é praticamente infinita: eles podem cuidar de crianças menores, oferecendo serviços de *babysitting* gratuitos, recolher alimentos, ajudar a reciclar os produtos, colaborar na distribuição de sopa e nos refeitórios públicos, pintar murais em terrenos baldios, plantar árvores e fazer jardins comunitários, organizar projetos de limpeza no bairro. Podem trabalhar como voluntários em abrigos, creches e hospitais. Podem recolher fundos e até organizar campanhas para levantar fundos vendendo bolos, lavando carros, fazendo leilões, coletando moedas e livros, e organizando jogos e *shows* de talentos. Todas as instituições religiosas oferecem atividades voluntárias para jovens, bem como organizações de escoteiros e clubes de meninos e meninas.

Mais do que nunca os jovens americanos de hoje estão envolvidos em serviços comunitários e projetos voluntários. O Higher Education Research Institute faz um levantamento anual das atitudes e comportamentos dos calouros universitários. Em 2006, mais de oito em dez calouros fizeram trabalho voluntário ao menos ocasionalmente, contra dois terços em 1989. Metade já participou de passeatas em defesa de alguma causa, contra apenas um em sete nas estatísticas de 1966. As inscrições no Peace Corps, Vista e Teach for América aumentaram significativamente. Como nos outros assuntos discutidos neste livro, o "índice Mensch" está subindo na direção certa. Nós, os pais, estamos de parabéns, porque muito do que fizemos foi bem feito.

Palavras Finais

NOSSOS FILHOS SÃO A NOSSA MAIOR BÊNÇÃO

Embora às vezes seja difícil, em vez de nos preocuparmos com os nossos jovens ou reclamarmos da rapidez das mudanças na vida de todos nós, deveríamos celebrar as boas decisões que são tomadas por eles, muito melhores que as nossas, quando tínhamos a idade deles. Deveríamos nos alegrar pela sorte de sermos pais neste início do século XXI.

De modo geral, nossos filhos são mais saudáveis que os da geração anterior. São mais inteligentes, comprometidos e envolvidos com a família e a comunidade. Gostam de seus pais e querem nos envolver na vida deles. Estão evitando mais os comportamentos perigosos que as crianças de cinqüenta anos atrás. São abençoados por ter toda a informação do mundo na ponta dos dedos e tecnologias sequer sonhadas na nossa infância.

Temos a sorte de ser pais desses jovens. Mesmo nos nossos momentos mais estressados – dos quais tenho muitos – devemos nos lembrar de que somos abençoados pelos filhos que temos. Embora sem garantias, Pais Afirmativos podem fazer muita coisa para que seus filhos sejam felizes, saudáveis e competentes, e tenham uma vida produtiva e satisfatória quando forem adultos.

Convido você a compartilhar o meu otimismo em relação aos nossos jovens. Coube a nós criar a próxima geração que será responsável pelo nosso mundo.

Abraham Lincoln disse bem:

A criança é alguém que dará continuidade àquilo que começamos. Ela vai se sentar na sua cadeira e, quando você se for, cuidará das mesmas coisas que você considera importantes. Você pode adotar todas as políticas que quiser, mas só ela sabe como irá conduzi-las. Ela assumirá o controle das nossas cidades, estados e nações. Entrará e se apossará das nossas igrejas, escolas, universidades e corporações... O destino da humanidade está nas mãos dela.

O nosso futuro está em boas mãos. Agora que termino de escrever esta última página, vou abraçar meus filhos e dizer a eles que os amo. Espero que você faça o mesmo com os seus.

Referências

ABLARD, Karen e Wayne Parker. "Parents' Achievement Goals and Perfectionism in Their Academically Talented Children". *Journal of Youth and Adolescence* 26 (1997): 651-67.

ADAMS, Jane Lubchansky. "The Kids Aren't All Right". *Smith Alumni Quarterly*. Disponível em: http://saqonline.smith.edu/article.epl?issue_id=4&article_id=141.

AMERICAN Academy of Pediatrics, Committee on Substance Abuse. "Marijuana: A Continuing Concern for Pediatrics". *Pediatrics* 104, n.4 (outubro de 1999).

AMERICAN Social Health Association. "State of the Nation 2005: Challenges Facing STD Prevention in Youth", 2005.

APTER, Terri. *The Myth of Maturity: What Teenagers Need from Parents to Become Adults*. Nova York: W. W. Norton, 2002.

AQUILINO, William S. e Andrew J. Supple. "Long-Term Effects of Parenting Practices During Adolescence on Well-Being Outcomes in Young Adulthood". *Journal of Family Issues* 22, n.3 (abril de 2001): 289-308.

ARY, Dennis V., Terry E. Duncan, Anthony Biglan, Carol W. Metzler, John W. Noell e Keith Smolkowski. "Development of Adolescent Problem Behavior". *Journal of Abnormal Child Psychology* 27, n.2 (1999): 141-50.

ARY, Dennis V., Terry E. Duncan, Susan C. Duncan e Hyman Hops. "Adolescent Problem Behavior: The Influence of Parents and Peers". *Behaviour Research and Therapy* 37 (1999): 217-30.

BAIG, Edward C. "Where's Junior? The Phone Knows". *USA Today*, 20 de abril de 2006, p. B3.

BARBER, Brian K. "Parental Psychological Control: Revisiting a Neglected Contruct", *Child Development 67* (1996): 3296-3319.

BAUMRIND, Diana. "The Influence of Parenting Style on Adolescent Competence and Substance Use", *Journal of Early Adolescence* 11, no.1 (1991): 56-95.
_____. "Effects of Authoritative Parental Control on Child Behavior", *Child Development 37*, n.4 (dezembro de 1966): 887-907.

BELKIN, Lisa. "A Leader at Work, Sometimes Lost at Home", *New York Times*, 26 de março de 2006.

BOROWSKY, Iris Wagman, Marjorie Ireland e Michael D. Resnick. "Adolescent Suicide Attempts: Risks and Protectors", *Pediatrics* 107, n. 3 (março de 2001).

BRUCKER, H., e P. S. Bearman. "After the Promise: The STD Consequences of Adolescent Virginity Pledges", *Journal of Adolescent Health* 36 (2005): 271-278.

BUCHANAN, Andrea, ed. *It's a Boy: Women Writers on Raising Sons* (Emeryville, CA: Seal Press, 2005).

BUREAU of Justice Statistics. Disponível em: http://www.ojp. usdook.gov/bjs/abstract/rsorp94.htm.

CENTERS for Disease Control and Prevention. "Youth *Online*: Comprehensive Results", setembro de 2004.

_____. Morbidity Mortality Weekly Report 53 (2004) (SS-2): 1-29.
_____. "Deaths, Percent of Total Deaths, and Deaths Rates for the 15 Leading Causes of Death in 10-Year Age Groups by Race and Sex" (2003). Disponível em: http://www.cdc.gov/nchs/ data/dvs/lcwk2_2003.pdf.
_____. "Trends in the Prevalence of Sexual Behaviors", *National Youth Risk Behavior Survey*: 1991-2005 (2005).
_____. "Overweight Among U.S. Children and Adolescents", *Natio-*

nal Health and Nutrition Examination Survey (1994). Disponível em: http://www.cdc.gov/nchs/data/nhanes/databriefs/overwght.pdf.

CENTER for the Prevention of Sexual and Domestic Violence. "Fact Sheet". Disponível em: www.cpsdv.org/Child-Abuse/index.htm.

CLAPP, Steve, Kristen L. Helbert e Angela Zizak. *Faith Matters: Teenagers, Religion, and Sexuality.* Fort Wayne, em: Lifequest, 2003.

CLEMENTS, Dennis. "Restless Kids with Restless Minds", *Duke Health* (16 de setembro de 2006). Disponível em: http://www.dukehealth.org/dr_clements/adhd?print-friendly=1.

FADEN, Vivian B. "Trends in Initiation of Alcohol Use in the United States: 1975 a 2003", *Alcoholism: Clinical and Experimental Research* 30, n.6 (junho de 2006).

FEDERAL Center for Sex Offender Management. "Recidivism of Sex Offenders". Disponível em: www.csom.org/pubs/recidsexof.html.

FINKELHOR, David, Heather Hammer e Andrea J. Sedlak. "Nonfamily Abducted Children: National Estimates and Characteristics", *National Incidence Studies of Missing Abducted, Runaway, and Thrownaway Children* (outubro de 2002).

FISHER, Helen. *Why We Love: The Nature and Chemistry of Romantic Love.* Nova York: Holt, 2004.

FOMBONNE, Eric e Suniti Chakrabarti. "No Evidence for a New Variant of Measles-Mumps-Rubella-Induced Autism", *Pediatrics* 108, n.58 (2001).

GARBARINO, James e Claire Bedard. *Parents Under Siege: Why You Are the Solution, Not the Problem, in Your Child's Life.* Nova York: Free Press, 2002.

GELPERIN, Nora. "Oral Sex and Young Adolescents", *Educator's Update* 9, n.1 (agosto de 2004).

GIBBS, Nancy, e Nathan Thornburgh. "Who Needs Harvard?", *Time* 168, n.8, (21 de agosto de 2006).

GROSS, Jane. "Checklist for Camp: Bug Spray. Sunscreen. Pills", *The New York Times*, 16 de julho de 2006, p. A1.

GUTTMACHER Institute. "Sexually Transmitted Diseases Among American Youth". Disponível em: http://www.guttmacher.org/pubs/journals/3600604.html.

_____. "Teenagers in the United States: Sexual Activity, Contraceptive Use, and Childbearing" (2002). Disponível em: http://www.cdc.gov/nchs/data/series/sr_23/sr23_024.pdf.

HAFFNER, Debra. *A Time to Heal*. Life Quest Publications, 2005.

HAFFNER, Debra W. e Larry L. Geenfield. "Youth Development and Faith-Based Institutions", *Religious Institute Study Notes* (2003).

HALPERN-Fisher, Bonnie. et al. "Oral versus Vaginal Sex Among Adolescents: Perceptions, Attitudes, and Behaviors", *Pediatrics* 115, n.4 (abril de 2005): 845-851.

HAYNES, Charles C. "A Moral Battleground, a Civil Discourse", *USA Today*, 20 de março de 2006, p. 15A.

HEALTHYPLACE.COM. "When Very Young Kids Have Eating Disorders". Disponível em: http://www.healthyplace.com/Communities/Eating_Disorders/children_1.asp.

HEMPEL, Jessi. "Family Matters: Your Child's Bodyguard in the Sky", *Time*, 8 de maio de 2006, p. 14.

HERMAN-Giddens, Marcia. "Recent Data on Pubertal Milestones", *International Journal of Andrology* 29, n.1 (2006): 241-246.

HOEK, Hans Wijbrand e Daphne van Hoeken. "Review of the Prevalence and Incidence of Eating Disorders", *International Journal of Eating Disorders* 34, n.4 (26 de janeiro de 2003): 383-396.

HOFFERTH, Sandra L. e Sally Curtin. "Changes in Children's Time, 1997 a 2002/3: atualizado", não publicado no mês de janeiro de 2006.

HOFFERTH, Sandra e John F. Sandberg. "Changes in American Children's Time, 1981-1997", *Children at the Millennium: Where Have We Come From, Where Are We Going?* Nova York: Elsevier Science, 2001, pp. 193-229.
_____. "How American Children Spend Their Time", *Journal of Marriage and Family* 63 (maio de 2001): 295-308.

HULBERT, Ann. *Raising America: Experts, Parents, and a Century of Advice About Children. Nova York*: Knopf, 2003.

INSURANCE Institute for Highway Safety. "Fatality Facts 2004: Teenagers", Highway Loss Data Institute (2004). Disponível em: http://www.iihs.org/research/fatality_facts/teenagers.html#sec1.

JAYSON, Sharon. "Report: Teenagers Often Shun Condoms", USA Today, 3 de agosto de 2006, p. 6D.

JOHNSON, D. Gale. "Population, Food, and Knowledge", *American Economic Review* 90, n.1 (março de 2000): 11.

JOHNSON, Steven. "What's Next Forum", *Time*, 20 de março de 2006.

KAISER Family Foundation. "Sex on TV", n.7398, 9 de novembro de 2005.
_____. "Sex Smarts Survey: Virginity and the First Time," n.3368 (2003).
_____. "Key Facts: Teens Online" n.3293, 20 de novembro de 2002.

KINDLON, Dan. *Too Much of a Good Thing: Raising Children of Character in an Indulgent Age. Nova York*: Miramax Books, 2001.

KIRBY, Douglas, B. Laris e Lori Rolleri. "The Impact of Sex and HIV Education Programs in Schools and Communities", NC: Family Health International, 2006.

KIM, Walter e Wendy Cole. "What Ever Happened to Play?", *Time*, 22 de abril de 2001.

LAMBORN, Susie D., Niina S. Mounts, Laurence Steinberg e Sanford M. Dornbusch. "Patterns of Competence and Adjustment Among Adolescents from Authoritative, Authoritarian, Indulgent, and Neglectful Families", *Child Development* 62 (1991): 1049-1065.

LAUMANN, Ed. et al. *The Social Organization of Sexuality: Sexual Practices in the United States*. Chicago: University of Chicago Press, 1994.

LENHART, Amanda, Mary Madden e Paul Hitlin. "Teens and Technology: Youth Are Leading the Transition to a Fully Wired and Mobile Nation", *Pew Internet & American Life Project*, 27 de julho de 2005.

LEVINE, Michael. "10 Things Parents Can Do to Help Prevent Eating Disorders". Disponível em: www.nationaleatingdisorders.org.

LINN, Susan. "How Can I Raise a Moral Child?", 25 de fevereiro de 2006. Disponível em: http://www.familyeducation.com/article/print/0,1303,20-13164-00.html?obj.gra.

LUTHAR, Suniya S. e Bronwyn E. Becker. "Privileged but Pressured? A Study of Affluent Youth", *Child Development* 73, n.5 (2002): 1593-1610.

LUTHAR Suniya S. e Karen D'Avanzo. "Contextual Factors in Substance Use: A Study of Suburban and Inner-City Adolescents", *Development and Psychopathology* 11 (1999): 845-67.

LYNMAN, Donald. et al. "Project DARE: No Effects at 10-Years Follow=up", *Journal of Consulting and Clinical Psychology* 67 (1999): 590-593.

MADSEN, Kreesten Meldgaard. et al. "A Population-Based Study of Mesles, Mumps, and Rubella Vaccination and Autism", *New England Journal of Medicine* 347, n.19 (7 de novembro de 2002).

MALES, MIKE. "Gutless About Gut Issues", *Youth Today* (setembro de 2003).

MANNING, Anita. "Measles Remains a Threat Despite 'Eradication'", *USA Today*, julho de 2006.

MAUSNER, Judith e Anita Bahn. *Epidemiology: An Introductory Text*. Philadelphia: W. B. Saunders, 1974.

MESCHKE, Laurie L., Suzanne Bartholomae e Shannon R. Sentall. "Adolescent Sexuality and Parent-Adolescent Processes: Promoting Healthy Teen Choices", *Family Relations* 49, n.2 (2000): 143-54.

NATIONAL Association of Anorexia Nervosa and Associated Disorders, "Facts About Eating Disorders". Disponível em: http://www.anad.org/site/anadweb/content.php?type=1&id=6982.

NATIONAL Institute on Drug Abuse. "National Survey Results on Drug Use, 1975-2004", *Monitoring the Future Survey* (2004): 283-296.

NEW York Times. "Record Highs and Lows: Good Behavior", 23 de abril de 2006, p. 7.

PAINTER, Kim. "Send Your Kids Outside – Now", *USA Today*, 20 de março de 2006, p. 4D.

PALMER, Timothy e Debra Haffner. *A Time to Seek*. CT: Religious Institute, 2007.

PARTSCH, C-J e W. G. Sippell. "Pathogenesis and Epidemiology of Precocious Puberty: Effects of Exogenous Oestrogens", *Human Reproduction Update* 7, n.3 (2001): 292-302.

PEAR, Robert. "Married and Single Parents Speding More Time with Children, Study Finds", *New York Times*, 17 de outubro de 2006, p.A12.

PITTMAN, Laura D., e P. Lindsay Chase-Lansdale. "African American Adolescent Girls in Impoverished Communities: Pareting Style and Adolescent Outcomes", *Journal of Research on Adolescence* 11, n.2 (2001): 199-224.

POLLARD, Peter. "Many Paths to Prevention", *Stop It Now!* News 14, n.1 (2006): 2.

PUBLIC Agenda. "Kids These Days'99: What Americans Really Think About the Next Generation", 26 de março de 2006. Disponível em: http://www.publicagenda.org/specials/kids/kids.htm.
_____. "A Lot Easier Said Than Done: Parents Talk About Raising Children in Today's America". Disponível em: www.publicagenda.org/specials/parents/parents4.htm.
_____. "Americans Deeply Troubled About Nation's Youth; Even Young Children Described by Majority in Negative Terms", 1997. Disponível em: http://www.publicagenda.org/press/press_release_detail.cfm?list=7.

REMEZ, Lia. "Oral Sex Among Adolescents: Is It Sex or Is It Abstinence?" *Family Planning Perspectives* 32, n.6 (novembro/dezembro de 2000).

RENFREW Center Foundation for Eating Disorder. "How to Help a Friend or Family Member", http://www.renfrewcenter/for-family-friends/index.asp#prevention.

RESNICK, Michael D., Marjorie Ireland e Iris Borowsky. "Youth Violence Perpetration: What Protects? What Predicts? Finding from the National Longitudinal Study of Adolescent Health", *Journal of Adolescent Health. Nova York*: Society for Adolescent Medicine, 2004.

RESNICK, Michael D. e Peggy Mann Rinehart. "Influencing Behavior: The Power of Protective Factors in Reducing Youth Violence", University of Minnesota, 2004.

RESNICK, Michael D. et al. "Protecting Adolescents from Harm: Findings from the National Longitudinal Study on Adolescents", *Journal of the American Medical Association* 278 (10 de setembro de 1997).

RHEE, Kyung E. et al. "Parenting Styles and Overweight Status in First Grade", 31 de outubro de 2005. Disponível em: www.pediatrics.org/cgi/doi/10.1542.

ROBERTS, Donald F., Ulla G. Foehr e Victoria Rideout. "Generation M: Media in the Lives of 8-18 Years-Olds", *Kaiser Family Foundation Study*, março de 2005.

ROEHLKEPARTAIN, Eugene C., Pamela Ebstyne King, Linda Wagener e Peter L. Benson. *The Handbook of Spiritual Development in Childhood and Adolescence.* Thousand Oaks, CA: Sage Publications, 2006.

SAFE Kids USA. "Accidental Injury Related Death for Children 14 and Under" (2004). Disponível em: http://www.usa.safekids.org/tier3_cd_2c.cfm?content_item_id=19010&folder_id=540.

SANDERS, Matthew R. "Triple P-Positive Parenting Program: Towards an Empirically Validated Multilevel Parenting and Family Support Strategy for the Prevention of Behavior and Emotional Problems in Children", *Clinical Child and Family Psychology Review* 2, n.2 (1999).

SANDERS, Stephanie A. e June Reinish. "Would You Say You 'Had Sex' If?", *Journal of the American Medical Association* 281 (1999): 275-277.

SANTELLI, John. et al. "Explaining Recent Declines in Adolescent Pregnancy", *American Journal of Public Health* 97 (2007): 150-156.

SEDLAK, Andrea J., David Finkelhor, Heather Hammer e Dana J. Schultz. "National Estimates of Missing Children: An Overview", *National Incidence Studies of Missing, Abducted, Runaway, and Thrownaway Children*, outubro de 2002.

SHAW, Benjamin A., Neal Krause, Linda M. Chatters, Cathleen M. Connell e Berit Ingersoll-Dayton. "Emotional Support from Parents Early in Life, Aging, and Health", *Psychology and Aging* 19, n.1 (2004): 4-12.

SPEAR, Linda Patia. "The Adolescent Brain and the College Drinker", *Journal of Studies on Alcohol* (2002): 71-81.

SHODA, Yuichi, Walter Mischel e Philip K. Peake. "Predicting Adolescent Cognitive and Self-Regulatory Competencies from Preschool Delay of Gratification: Identifying Diagnostic Conditions", *Developmental Psychology* 26, n.6 (1990): 978-986.

SNYDER, Howard J. "Sexual Assault of Young Children as Reported to Law Enforcement: Victim, Incident, and Offender Characteristics", Washington, DC: National Center for Juvenile Justice (2000).

SPRINKLE, Robert Hunt. "The Missing Politics and Unsettled Science of the Trend Toward Earlier Puberty", *Politics and the Life Sciences* 20, n.1 (março de 2001): 43-66.

STEINBERG, Paul. "Attention Surplus? Re-examining a Disorder", *New York Times*, 7 de março de 2006, p. F6.

STEVENS, Tara e Miriam Moslow. "There Is No Meaningful Association Between Television Exposure and Symptoms of ADHD", *Pediatrics* 177 (2006): 665-672.

TRICKEY, Helyn. "Eating Disorders Exact Toll on Adults, Too", *CNN.com*, 24 de março de 2006.

TYRE, Peg. "Fighting Anorexia: No One to Blame", *Newsweek* (5 de dezembro de 2005). Disponível em: http://www.msnbc.msn. com/id/10219756/site/newsweek.

WALLIS, Claudia. "Are Kids Too Wired for Their Own Good?", *Time*, 27 de março de 2006, p. 48.

WALTON, Beth. "Volunteer Rates Hit Record Numbers", *USA Today*, 6 de julho de 2006. Disponível em: http://www.usatoday.com/news/ation/20006-07-06-volunteers_x.htm.

UNIVERSITY of Washington. "Teaching Adults More Effective Parenting Skills Is Best Tool for Treating Children with Serious Conduct Problems". Disponível em: http://www.uw-news.org/public/print2.asp.

U.S. Department of Commerce. "A Nation *Online*: Entering the Broadband Age", setembro de 2004.

U.S. Department of Health and Human Services. Mental Health: *A Report of the Surgeon General* (1999): 150-163.

YUST, Karen Marie, Aoestre N. Johnson, Sandy Eisenberg Sasso e Eugene C. Roehlkepartain. *Nurturing Child and Adolescent Spirituality Perspectives from the World's Religious Traditions*. Lanham, MD: Rowman & Littlefield, 2006.

······················

Notas

CAPÍTULOS:
Introdução: É mais difícil criar filhos hoje em dia?
Pág. 13 – "Oito a cada dez pais": Public Agenda, "A Lot Easier Said Than Done: Parents Talk About Raising Children in Today's America". Disponível em: www.publicagenda.org/specials/parents/parents4.htm.

Capítulo 1: Novos desafios e novas soluções
Pág. 25 – Jodi Picoult em *It's a Boy: Women Writers on Raising Sons*, ed. por Andrea Buchanan (Emeryville, CA: Seal Press, 2005).
Pág. 29 – Public Agenda. "Kids These Days '99: What Americans Really Think About the Next Generation", 26 de março de 2006. Disponível em: www.publicagenda.org/specials/kids/kids.htm.

Capítulo 2: Paternidade Afirmativa
Pág. 36 – Citação da Dra. Baumrind: Diana Baumrind, "Effects of Authoritative Parental Control on Child Behavior", *Child Development* 37, n. 4 (dezembro de 1966): 887-907.

Capítulo 3: Corpo e mente: como criar filhos saudáveis
Pág. 64 – Citação de Dr. Oullette em Anita Manning, "Measles Remains a Threat Despite 'Eradication'", *USA Today*, julho de 2006.
Pág. 64 – Estudo sobre o precoce desenvolvimento dos seios nas meninas: Marcia Herman-Giddens, "Recent Data on Pubertal Milestones", *International Journal of Andrology* 29, n. 1 (2006): 241-246.
Pág. 66 – "Não há dados...": Hans Wijbrand Hoek e Daphne van Hoeken, "Review of the Prevalence and Incidence of Eating Disorders", *International Journal of Eating Disorders* 34, n. 4 (26 de janeiro de 2003): 383-396.
Pág. 69 – "de 41,8% para 45,6%": todas as comparações de 1991 neste capítulo são do U.S. Centers for Disease Control and Prevention, National Youth Risk Behavior Survey (www.cdc.gov).
Pág. 74 – Informações e estatísticas sobre anorexia são da National

Association of Anorexia Nervosa and Associated Disorders, "Facts About Eating Disorders". Disponível em: www.anad.org/site/anadweb/content.php?type=1&id=6982.

Pág. 75 – Artigo da *Newsweek*: Peg Tyre, "Fighting Anorexia: No One to Blame", *Newsweek* (5 de dezembro de 2005). Disponível em: www.msnbc.msn.com/id/10219756/site/newsweek.

Capítulo 4: O mito da geração superocupada e superestressada

Pág. 86 – "Um estudo feito em 2000 com 84 mil jovens": from the Search Institute's "Development Assets" informa.

Pág. 86 – Dr. Hofferth: as informações sobre a utilização do tempo pelos jovens, neste capítulo, foram retiradas dos estudos de Sandra Hofferth, feitos em 1981, 1997 e 2003: Sandra L. Hofferth e Sally Curtin, "Changes in Children's Time, 1997 a 2002/3: atualizado, não publicado em janeiro de 2006; Sandra Hofferth e John F. Sandberg, "Changes in American Children's Time, 1981 – 1997", *Children at the Millennium: Where Have We Come From, Where Are We Going?* (*Nova York*: Elsevier Science, 2001), pp. 193-229.

Pág. 86 – Informações sobre a utilização de tempo pelos adultos foram retiradas de Bureau of Labor Statistics' American Time Use Survery, em 2005.

Pág. 96 – Estudo da Universidade Johns Hopkins: Karen Ablard e Wayne Parker, "Parents' Achievement Goals and Perfectionism in Their Academically Talented Children", *Journal of Youth and Adolescence* 26 (1997): 651-667.

Capítulo 5: Crie filhos emocionalmente saudáveis: conheça-os

Pág. 105 – ADHD tornou-se um padrão de profissionalização psiquiátrica, *The Diagnostic and Manual of Mental Disorders*, em 1987.

Pág. 105 – Dr. Paul Steinberg: Paul Steinberg, "Attention Surplus? Reexamining a Disorder", *New York Times*, 7 de março de 2006, p. F6.

Pág. 105 – *American Journal of Public Health*, artigo citado em Kim Painter, "Send Your Kids Outside – Now", USA Today, 20 de março de 2006, p. 4D.

Pág. 113 – Todas as estatísticas sobre saúde mental infantil foram retiradas de U.S. Department of Health and Human Services 1999 and U.S. Centers for Disease Control Youth Risk Behavior Surveys 1991-2005 (www.cdc.gov).

Pág. 113 – Estatísticas de suicídios retiradas do Centers for Disease Control and Prevention, "Deaths, Percent of Total Deaths, and Death Rates for the 15 Leading Causes of Death in 10-Year Age Groups by Race and Sex" (2003). Disponível em: www.cdc.gov/nchs/data/dvs/lcwk2_2003.pdf.

Pág. 114 – "Em um estudo, pais procurem ajuda..." Suniya S. Luthar e Bronwyn E. Becker, "Privileged But Pressured?" A Study of Affluent Youth", *Child Development* 73, n. 5 (2002): 1593-1610.

Capítulo 6: Crie filhos sexualmente saudáveis: informe-se

Pág. 119 – "Pesquisa Nacional de Crescimento Familiar": Para obter relatórios completos sobre sexo oral e adolescentes, consulte Nora Gelperin, "Oral Sext and Young Adolescents," *Educator's Update* 9, n.1 (agosto de 2004); e Lisa Remez, "Oral Sex Among Adolescents: Is It Sexo r Is It Abstinence?", *Family Planning Perspectives* 32, n.6 (novembro/dezembro de 2000).

Pág. 125 – "As pesquisas mostram...": veja Michael D. Resnick et al., "Protecting Adolescents from Harm: Findings from the National Longitudinal Study on Adolescents", *Journal of the American Medical Association* 278 (10 de setembro de 1997).

Pág. 125 – Seção "Boas notícias": Todos os dados sobre comportamento sexual e o uso de contraceptivos são do U.S. Centers for Disease Control, National Youth Risk Behavior Surveys 1991-2005 (www.cdc.gov).

Pág. 127 – "O Guttmacher Institute... estima que... 85%": Guttmacher Institute, "Teenagers in the United States: Sexual Activity, Contraceptive Use, and Childbearing" (2002). Disponível em: www.cdc.gov/nchs/data/series/sr_23/sr23_024.pdf.

Pág. 127 – "Também caiu a incidência de muitas doenças sexualmente transmissíveis...": Guttmacher Institute, "Sexually Transmitted Diseases Among America Youth". Disponível em: www.guttmacher.org/pubs/journals/3600604.html, and American Social Health Association, "State of the Nation 2005: Challenges Facing STD Prevention in Youth", 2005.

Pág. 132 – Estatísticas sobre sexo oral: Ed Laumann et al., *The Social Organization of Sexuality: Sexual Practices in the United States* (Chicago: University of Chicago Press, 1994).

Pág. 133 – *Journal of the American Medical Association*: Stephanie A. Sanders e June Reinish, "Would You Say You 'Had Sex' If?", *Journal of the American Medical Association* 281 (1999): 275-277.

Pág. 134 – Estudo de nove graduandos da Califórnia: Bonnie Halpern-Fisher et. al., "Oral versus Vaginal Sex Among Adolescents: Perceptions, Attitudes, and Behaviors", *Pediatrics* 115, n. 4 (abril de 2005): 845-851.

Pág. 135 – Estatísticas sobre orientação sexual de Timothy Palmer e Debra Haffner, *A Time to Seek* (CT: Religious Institute, 2007).

Pág. 135 – "Estudo com adolescents religiosos", citado em Steve Clapp, Kristen L. Helbert e Angela Zizak, *Faith Matters: Teenagers, Religion, and Sexuality* (Fort Wayne, IN: Lifequest, 2003).

Pág. 136 – "Pelo menos uma em seis mulheres": Boston Women's Health Book Collective, *Our Bodies, Ourselves* (2005).

Pág. 138 – "Um estudo com mais de mil adolescentes...": Michael D. Resnick et at., "Protecting Adolescents from Harm: Finding from the National Longitudinal Study on Adolescents", *Journal of the American Medical Association* 278 (10 de setembro de 1997).

Pág. 138 – "Por exemplo, já se sabe que quanto mais as mães conversam...": Veja: Laurie L. Meschke, Suzanne Bartholomae e Shannon R. Sentall, "Adolescent Sexuality and Parent-Adolescent Processes: Promoting Healthy Teen Choices", *Family Relations* 49, n. 2 (2000): 143-154.

Pág. 138 – Parágrafo começando "Por outro lado...": Douglas B. Laris Kirby e Lori Rolleri, "The Impacto f Sex and HIV Education Programs in Schools and Communities" (NC: Family Health International, 2006).

Capítulo 7: Tristes notícias: álcool, drogas e educar filhos responsáveis.

Pág. 146 – Os dados de 1995 a 2005 em álcool e drogas são do

U.S. Centers for Disease Control and Prevention, National Youth Risk Behavior Surveys (www.cdc.gov); comparações com 1975 são do National Institute on Drug Abuse, Monitoring the Future Survey 2004.

Pág. 146 – "O mais baixo índice de consumo alcoólico em 38 anos": "The American Freshman: National Norms for 2006". Disponível em: http://gseis.ucla.edu/heri/norms06.php.

Pág. 148 – Teste da Universidade de Mississipi: University of Mississipi Marijuana Potency Monitoring Project, Report 95, 9 de janeiro de 2007.

Pág. 151 – Dr. Suniya Luthar: Suniya S. Luthar e Karen D'Avanzo, "Contextual Factors in Substance Use: A Study of Suburban and Inner-City Adolescents", *Development and Psychopathology* 11 (1999): 845-867.

Pág. 154 – Artigo norte-americano sobre uso de drogas e saúde. Disponível em: http://oas.samhsa.gov/2K6/getpain/getpain.cfm.

Pág. 155 – "Estudos em nível nacional concluíram...": Donald Lynman et al., "Project DARE: No Effects at 10-Year Follow-up", *Journal of Consulting and Clinical Psychology* 67 (1999): 590-593.

Pág. 159 – "Pesquisas indicam que os pais podem ajudar a impedir": veja Michael D. Resnick et al., "Protecting Adolescents from Harm: Findings from the National Longitudinal Study on Adolescents", *Journal of the American Medical Association* 278 (10 de setembro de 1997).

Pág. 161 – "Segundo estudos, adolescentes que não temem...": Suniya S. Luthar e Karen D'Avanzo, "Contextual Factors in Substance Use: A Study of Suburban and Inner-City Adolescents", *Development and Psychopathology* 11 (1999): 845-867.

Pág. 163 – Uso de álcool em ratos: Linda Patia Spear, "The Adolescent Brain and the College Drinker", *Journal of Studies on Alcohol* (2002): 71-81.

Capítulo 8: Verdades e mentiras sobre rapto e abuso sexual

Pág. 170 – Jonathan Fast, comunicação pessoal.

Pág. 173 – Ministério da Justiça: Todos os dados sobre crianças desaparecidas informados neste capítulo são de David Finkerlhor, Heather Hammer e Andrea J. Sedlak. "Nonfamily Abducted Children: National Estimates and Characteristics", *National Incidence Studies of Missing, Abducted, Runaway, and Thrownaway Children* (outubro de 2002); e Andrea J. Sedlak, David Finkerlhor, Heather Hammer e Dana J. Schultz, "National Estimates of Missing Children: An Overview", *National Incidence Studies of Missing, Abducted, Runaway, and Thrownaway Children*, outubro de 2002.

Pág. 176 – "Como enfrentar a realidade do abuso sexual": Unless stated otherwise, sources for statistics are Federal Center for Sex Offender Management; National Center for Juvenile Justice; and Bureau of Justice Statistics. Para uma revisão completa sobre abuso sexual infantil, veja Debra Haffner, A *Time to Heal* (Life Quest Publications, 2005).

Capítulo 9: Louco por tevê, louco por mouse: navegando pelo mundo da eletrônica

Pág. 185 – As principais fontes de dados sobre os meios de comunicação usados neste capítulo são os levantamentos e relatórios da Kaiser Family Foundation (www.kff.org) e Donald F. Robers, Ulla G. Foehr e Victoria Rideout. "Generation M: Media in the Lives of 8-18 Years-Old", *Kaiser Family Foundation Study*, março de 2005.

Pág. 187 – Estudos pediátricos: Tara Stevens e Miriam Moslow, "There Is No Meaningful Association Between Television Exposure and Symptoms of ADHD", *Pediatrics* 117 (2006): 665-672.

Pág. 187 – Todos os dados em solicitações *online* são das apresentações *powerpoint* em "Eletronic Media and Youth Violence Expert Panel", 20-21 de setembro de 2006, patrocinado pela Division of Violence, U.S. Centers for Disease Control.

Pág. 187 – Todos os dados sobre a socialização *online* dos adolescentes foram sintetizados pela Kaiser Family Foundation, "Key Facts: Teen *Online*", n. 3293, 20 de novembro de 2002; e U.S. Departament of Commerce, "A Nation *Online*: Entering the Broadband Age", setembro de 2004.

Pág. 195 – Artigo do *New York Times*: "Teenagers Misbehaving in *New York* Suburbs, Now for All the Internet World to Watch", 13 de fevereiro de 2007.

Pág. 201 – "38% dos pais jamais viram o perfil de seus adolescentes *online*": Edward C. Baig, "Where's Junior? The Phone Knows", *USA Today*, 20 de abril de 2006, p. B3.

Capítulo 10: Criando um Mensch: a importância da ética e da espiritualidade para as nossas crianças

Pág. 210 – 14%: Eugene C. Roehlkepartain, Pamela Ebstyne King, Linda Wagener e Peter L. Benson, *The Handbook of Spiritual Development in Childhood and Adolescence* (Thousand Oaks, CA.: Sage Publications, 2006).

Pág. 211 – Citação de Dr. James Fowler em Roehlkepartain et al., *Handbook of Spiritual Development*.

Pág. 225 – "Jovens religiosos têm menos vida sexual ativa, segundo as estatísticas...": Steve Clapp, Kristen L. Helbert e Angela Zizak, *Faith Matters: Teenagers, Religion, and Sexuality* (Fort Wayne, IN: Lifequest, 2003).

Pág. 226 – Estatísticas do Higher Education Reseach Institute: Beth Walton, "Volunteer Rates Hit Record Numbers", *USA Today*, 6 de julho de 2006. Disponível em: www.usatoday.com/news/ation/2006-07-06-volunteers_x.htm.

Este livro foi impresso pela Prol Editora Gráfica
para a Editora Prumo Ltda.